Inhalt

W0053967

Wie viel Freuden werden zertreten,

weil die Menschen meist nur in die Höhe gucken

und, was zu ihren Füßen liegt, nicht achten!

(Johann Wolfgang v. Goethe)

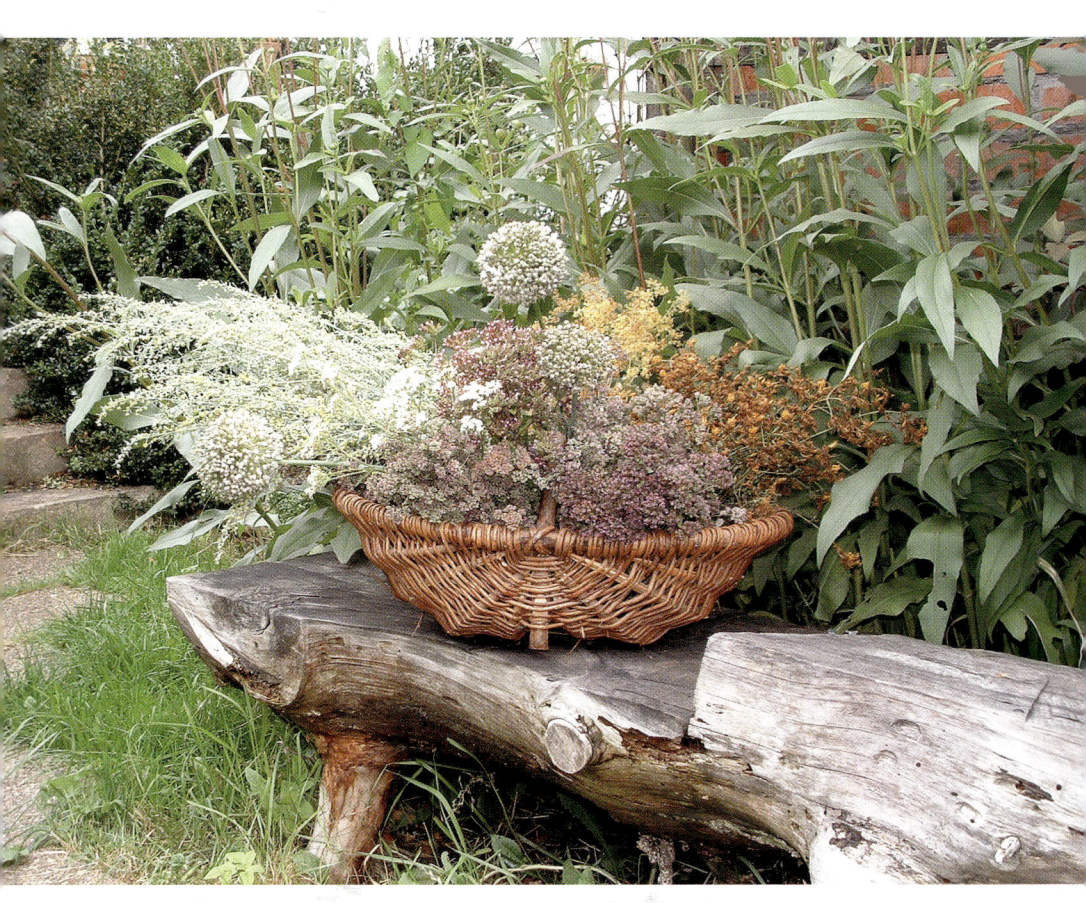

Ursula Schönfeld/ Petra Neugebauer

Wildpflanzen
für
Küche und Hausapotheke

mit leicht nachzuarbeitenden
Rezepten und Heilanwendungen

DEMMLER VERLAG

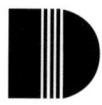

Konzeption: Ursula Schönfeld, Weberin
Fotos: Petra Neugebauer, Demen

Hinweis:

2. unv. Auflage 2006

© 2005 Demmler Verlag
Bahnhofstraße 36
19057 Schwerin
Tel./Fax: 03 85 / 48 44 979
E-Mail: kontakt@demmlerverlag.de
www.demmlerverlag.de

Grafische Gestaltung: Matthias Krempien, Grafikdesigner (HBFS)

Satz und Layout: Matthias Krempien, Grafikdesigner (HBFS)

Druck und Verarbeitung: Druckerei zu Altenburg GmbH

ISBN 3-910150-68-3

Zum Geleit

Spürbar gewachsen ist in den letzten Jahren das Interesse an der Natur mit ihren Schätzen. Das ist ein gutes Zeichen für das Verhältnis der Menschen zur Natur. Die an vielen Orten angebotenen Kräuterwanderungen finden immer mehr Zuspruch, und Wildkräuter werden zunehmend für den eigenen Bedarf gesammelt.

Mancher mag denken: Warum Wildkräuter suchen, wo wir doch zum Glück keine Notzeiten haben?

Zweifellos tun Sie etwas Gutes für Ihre Gesundheit, wenn Sie wildwachsende Pflanzen in Ihren Speisenplan aufnehmen. Sie können so auf manche teure und zum Teil auch recht einseitige Nahrungsergänzungsmittel in Pillenform verzichten. Schon die berühmten Ärzte der Antike rieten, sich vorwiegend von dem zu ernähren, was quasi vor der Haustür wächst und was in der jeweiligen Jahreszeit frisch zu finden ist. Für den Winter legen wir einen Vorrat an. Auch eine Hausapotheke für Befindlichkeitsstörungen können wir uns aus der Natur zusammenstellen. Wichtig ist, dass die Kräuter jedes Jahr neu gesammelt werden, denn durch längere Lagerung verlieren sie an Wirksamkeit.

Beim Sammeln kann die ganze Familie beteiligt sein, denn die Bewegung in der freien Natur tut gut. Dabei sollte man allerdings Orte mit hoher Umweltbelastung wie Straßenränder und chemisch behandelte Wiesen, Felder und Gärten vermeiden.
Die Wildkräuter wachsen am selbstgewählten Standort und enthalten Vitamine, Mineralstoffe, Spurenelemente und Ballaststoffe in natürlicher Zusammensetzung, wie wir sie für unsere Gesunderhaltung brauchen. Doch auch bei der Wildkräuter-Verwendung ist Abwechslung optimal, und die Dosis macht die Bekömmlichkeit aus. Beachten Sie bitte die Hinweise bei einigen Pflanzen. Wenn Sie eine Pflanze oder ein Gericht nicht mögen, dann vertrauen Sie Ihrem persönlichen Geschmack. Ihr instinktives Gefühl sagt Ihnen, was für Sie gut ist.
Wildkräuter können also sehr gut unseren Gartenanbau oder unser gekauftes Gemüse ergänzen. Auch beim Zelten oder sonst im Urlaub in Gegenden mit ähnlicher Vegetation bereichern sie den täglichen Speisenplan mit schmackhaften Produkten von Mutter Natur.

Auf den seit vielen Jahren durchgeführten Wildkräuterwanderungen wurde immer häufiger der Wunsch nach einem Buch geäußert, in dem unsere

Erfahrungen, die Merkverse und Rezepte zusammengefasst sind. Hier ist es! Es gibt zwar schon viele Kräuterbücher und Nachschlagewerke im Handel. Doch unser Buch weist einige Besonderheiten auf. Es spricht sowohl den noch unsicheren Anfänger als auch den fortgeschrittenen Wildpflanzenfreund an, der die Pflanzen zwar kennt, aber bisher kaum als Nahrung oder Heilpflanze nutzt. Dieser Aspekt kommt selbst während eines Studiums oft zu kurz.

Wir haben in dieses Buch die wichtigsten wirkungsvollen Heilkräuter und schmackhaften Gemüse- und Gewürzpflanzen aufgenommen, die wildwachsend in der freien Natur in ganz Deutschland vorkommen, nicht unter Naturschutz stehen und daher gesammelt werden dürfen. Dabei sind wir davon ausgegangen, in welcher Jahreszeit und wo diese oder jene Wildpflanze zu finden ist.

Ein Auswahlkriterium war die Beschränkung auf die Wildpflanzen, die an fast allen Orten *reichlich* zu finden sind. Auch wurde auf eine erschöpfende systematische Aufzählung von Inhaltsstoffen und Verwendungsmöglichkeiten verzichtet, wie man sie bei speziellem Interesse in vielen Kräuterbüchern nachschlagen kann. Das jeweils Besondere einer Pflanze, ihres Namens oder ihrer Verwendungsmöglichkeit wurde in – so hoffen wir – unterhaltsamer Form herausgestellt.

Da die Fotos Verwechslungen mit ähnlichen oder gar giftigen Pflanzen nicht immer ausschließen, sei Ihnen bei Unsicherheit die Teilnahme an einer Wildkräuterwanderung empfohlen, denn das Kennenlernen in der Natur kann dieses Büchlein nicht ersetzen.

Wir wünschen Ihnen also viel Freude mit unserer Auswahl der „33 Wilden", viel Spaß beim Wandern, Sammeln und beim Ausprobieren der Rezepte. Natürlich ist der eigenen Kreativität keine Grenze gesetzt.

Vorliegendes Buch möge auch zur Wildkräuterwanderung vor der eigenen Haustür anregen. Wenn Sie an unseren Kräuterwanderungen teilnehmen möchten, setzen Sie sich bitte mit uns in Verbindung. Auch für Ihre Anregungen sind wir jederzeit dankbar.

Schwerin, im Sommer 2005   Ursula Schönfeld und Petra Neugebauer

Die 33 wichtigsten „Wilden", ihre Portraits und Besonderheiten

Man muss keine weite Reise machen, um in der Natur für Küche und Hausapotheke nützliche wilde Pflanzen zu entdecken. Schon in der Nähe von Häusern finden wir innerhalb der Kulturgärten oder doch wenigstens außerhalb der Umzäunungen wildwachsende Gemüse- und Heilpflanzen, die uns die Natur in der gesamten Vegetationsperiode eines Jahres anbietet.

Brennnessel, Giersch, Melde und Co – vom Gärtner und Gartenbesitzer werden sie wenig liebevoll als Un-Kräuter abgetan und beseitigt. Und doch sind sie es, die meist den ursprünglichen Anspruch auf diese Standorte haben. Sie entwickeln sich besonders kräftig, bedürfen keiner Düngung und Extrapflege, geschweige denn einer „chemischen Keule", um zu gedeihen.

Warum also sollte man diesen natürlichen Reichtum nicht nutzen?

Leider ist das Wissen um diesen Schatz in den letzten Jahrzehnten für viele Menschen zunehmend verlorengegangen. Mancher Städter kennt gerade noch die Brennnessel, weiß aber nicht, wofür und wie er sie verwenden kann.

Mit unseren Ausführungen machen wir Sie auf die häufigen Wildpflanzen aufmerksam, die Sie getrost verwenden dürfen, ohne den Artenbestand zu gefährden. In den meisten Fällen ist auch eine Vergiftung ausgeschlossen. Beachten Sie bitte die Hinweise bei einigen Pflanzen!

Wir haben für Sie die wichtigsten Wildpflanzen ausgesucht und stellen ihre Portraits und Besonderheiten im Lauf der Jahreszeiten dar.

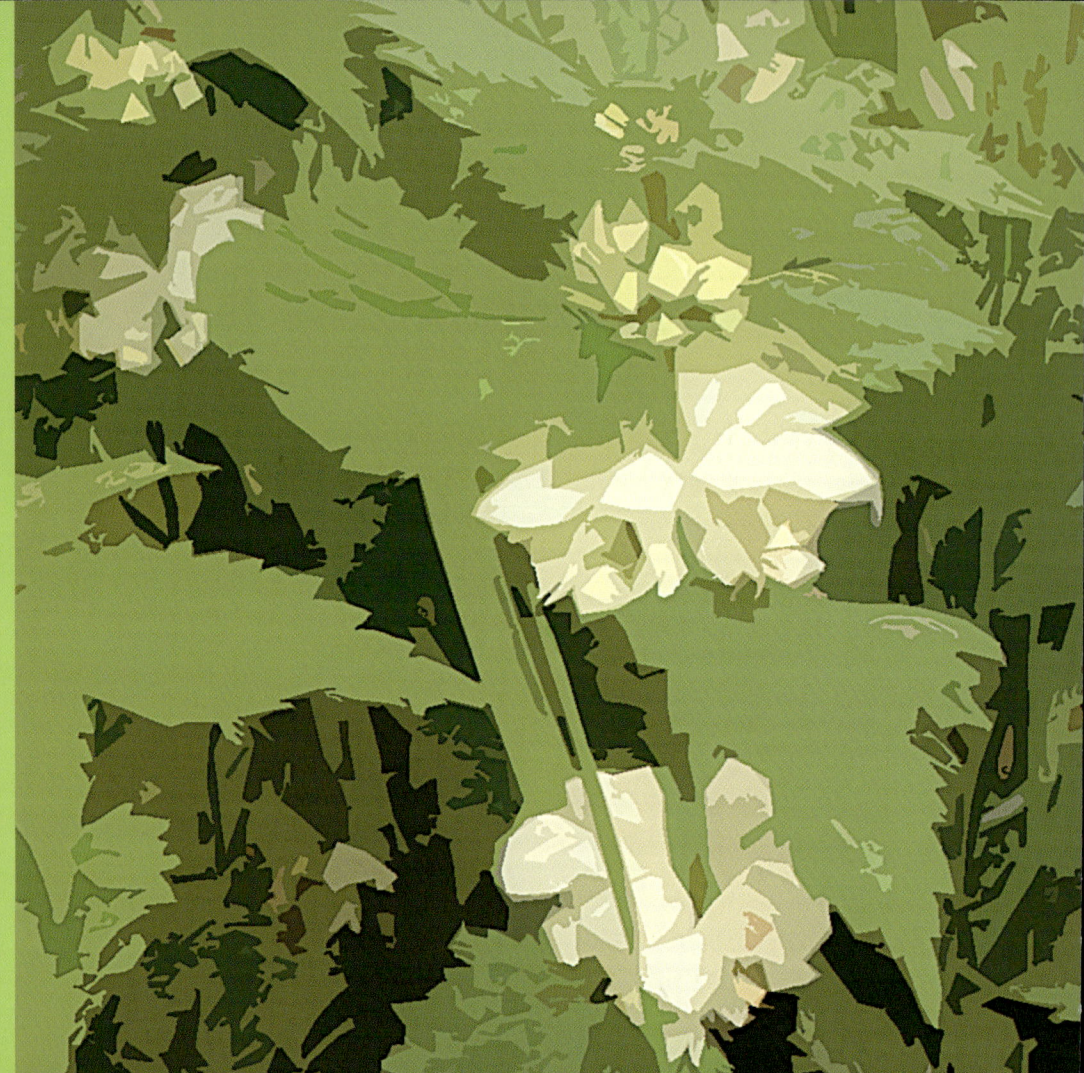

Im Vorfrühling

Die wichtigsten Wildpflanzen beginnen schon im zeitigen Vorfrühling zu wachsen. Dazu gehören in Hausnähe und besonders an geschützten Stellen der Giersch, das Scharbockskraut, die Brennnessel, die Taubnessel, die Vogelmiere, der Gundermann und das Schöllkraut.

Auf Naturrasen, Wiesen und Wegrändern findet man den Löwenzahn, die Schafgarbe, das Gänseblümchen, den Wegerich und das Hirtentäschel.

Auf Äckern, Wiesen und Wegrändern wächst schon sehr früh der Huflattich, die Klette, die Knoblauchsrauke, der Sauerampfer und das Gänsefingerkraut. Am Wasser, an Hecken und im Wald gehören die Brunnenkresse, der Hopfen und der Waldmeister zu den frühwachsenden und -blühenden Wildpflanzen.

In Hausnähe und an geschützten Stellen

Wir beginnen unseren Wildkräuterspaziergang in Hausnähe. Schon im zeitigen Frühjahr finden wir an schützenden Mauern und Hecken bald nach dem Frost folgende zarte Pflanzen:

Giersch, Geißfuß (Aegopodium podagraria) Doldengewächs

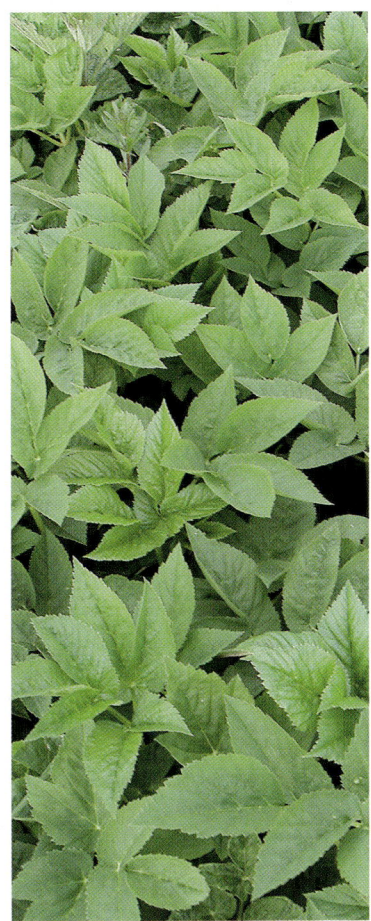

In der botanischen Fachbezeichnung steckt griech. „Aix" =Ziege und „pous, podon" =Fuß, dem die Blätter ähneln sollen. Podagra ist die Fußgicht ('Zipperlein').

Immer gibt es ein Aufstöhnen, wenn auf Kräuterwanderungen der Giersch gezeigt wird: „Dieses schreckliche Unkraut!" In der Tat ist Giersch ein sehr beharrliches Wurzelunkraut, wenn man Wert auf einen gepflegten Kultur-Garten legt.

Ansonsten kann man ihn in der freien Natur sammeln. Insbesondere die jungen Blätter sind wohlschmeckend und gesund (erinnern an zarte Möhren). Sie werden als Frischkräuter wie Petersilie gehackt und über Kartoffel- und Gemüsegerichte gestreut, oder wie Spinat verarbeitet.

Durch wiederholtes Abmähen kann man die ganze Vegetationsperiode hindurch zarte Blätter ernten.

In der Volksheilkunde auf aller Welt wird Giersch gegen Gicht und Rheuma empfohlen, sowohl als Speise als auch äußerlich, indem man den Giersch zerquetscht auf die schmerzenden Körperpartien zur Linderung auflegt.

Isst du im Frühjahr recht oft Giersch,
bleibst lange flink du wie ein Hirsch,
und die böse Podagra - Gicht
erwischt dich nicht!

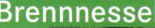

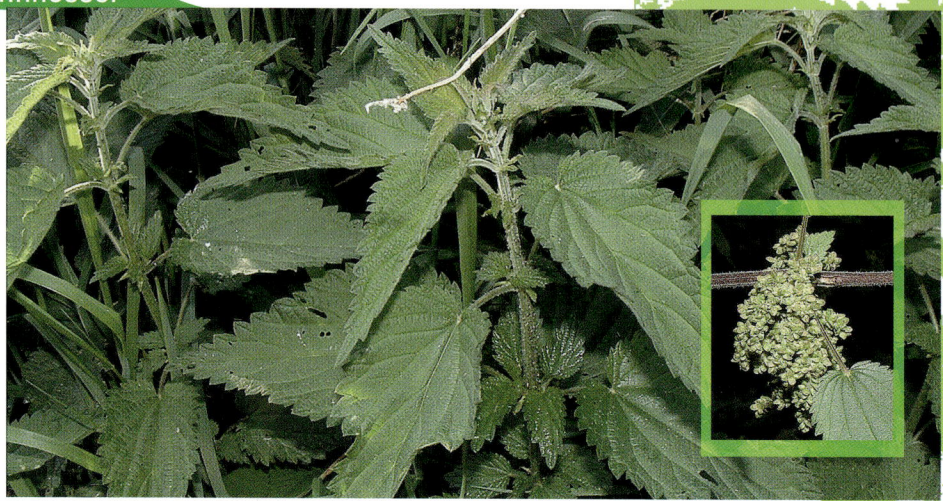

Brennnessel (Urtica dioca und Urtica urens) Brennnesselgewächs

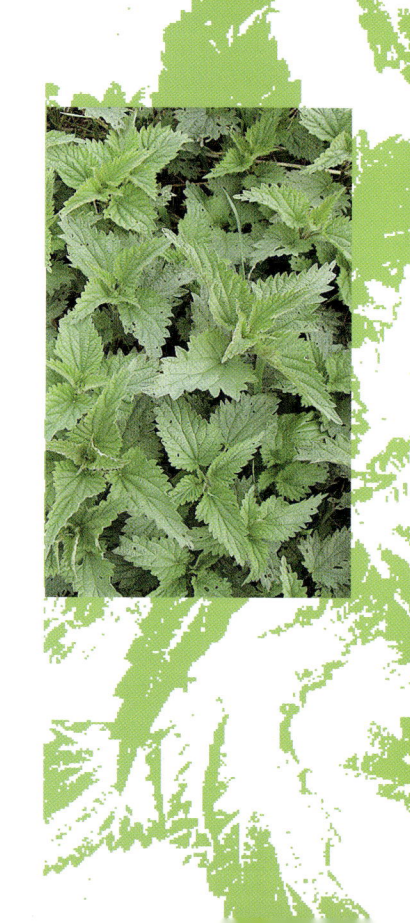

Die Brennnessel ist als Spinat oder Suppe ein bekanntes, wohlschmeckendes Frühlingsgemüse. Ihre zarten ersten Blätter bzw. die oberen 4-8 Spitzenblätter der Triebe werden für menschliche Ernährung und Fütterung von Jungtieren hochgeschätzt.

Wenn die Brennnessel auch brennt,
jeder, der sie richtig kennt,
möcht' sie niemals wieder missen.
Er wird sie zu schätzen wissen,
denn Gemüse, Tee und Saft
geben dir im Frühjahr Kraft,
Schlacken aus dem Blut zu schmeißen,
und auch manches Gliederreißen
weichet wie durch Zauberei.
Laßt 'nen Platz ihr darum frei!

Zusätzlich zu diesen bekannten Hauptanwendungen (Blutreinigung, Rheuma, Gicht, Nieren- und Blasenanregung) ist noch der Histamingehalt der Brenn–nessel hervorzuheben.

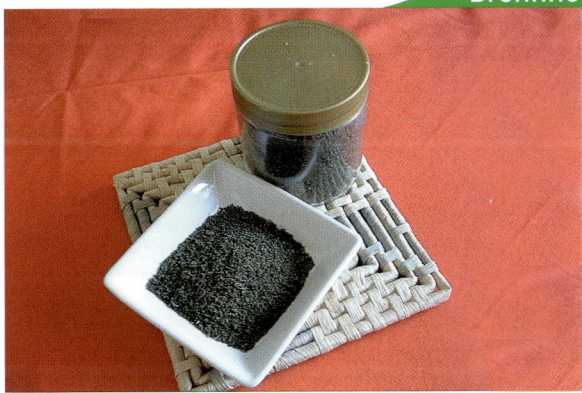

Eine Brennnessel- Tee-Kur, die gut 14 Tage vor den ersten Frühlingspollen beginnt, sorgt für eine sanfte Desensibilisierung und kann in vielen Fällen verhindern, dass der „Heuschnupfen" zum Ausbruch kommt.

Brennnesselsaft- Frühlings-Kur: Beginnend mit 1 Esslöffel Frischpress-Saft, gemischt mit ca. der fünffachen Menge Buttermilch, täglich einen Esslöffel mehr Saft bis auf 14 Esslöffel steigern, dann absteigend jeden Tag einen Löffel weniger bis zum Ende der Kur.

Brennnesselwurzeln werden eingesetzt bei Prostataerkrankungen. Dazu frische Wurzeln säubern, klein schneiden, in einem Schraubglas mit 38%igem Alkohol aufgießen, 3 Wochen ziehen lassen, hin und wieder schütteln, dann in dunkle Fläschchen abfüllen.

Brennnesselsamen, etwa im August zu sammeln, sind durch den Pflanzenhormongehalt ein altbewährtes Stärkungsmittel für Mensch und Tier, insbesondere bei Schwächezuständen, in der Rekonvaleszens, im Alter.

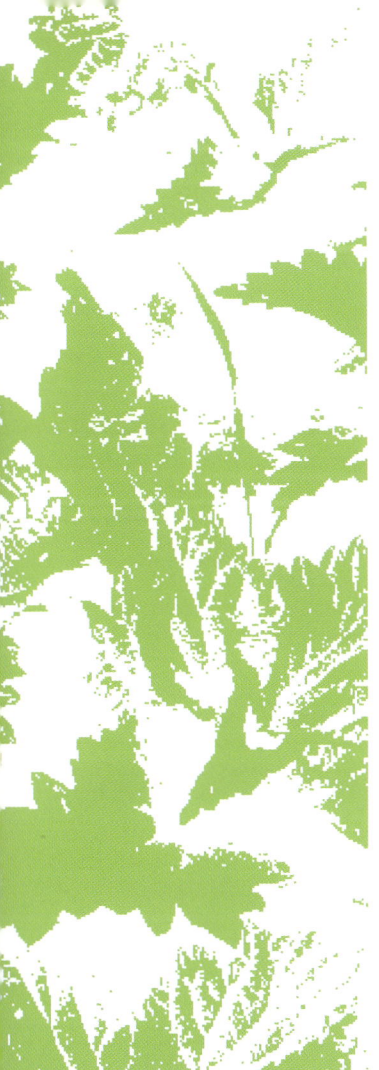

Was gut tut manchem alten Pferd, ist auch für Menschen nicht verkehrt.

Erwähnenswert sind auch die mögliche Faser - gewinnung (Nesselstoff) sowie die Anwendung von Brennnessel-Jauche zur Düngung und Ungezieferbekämpfung

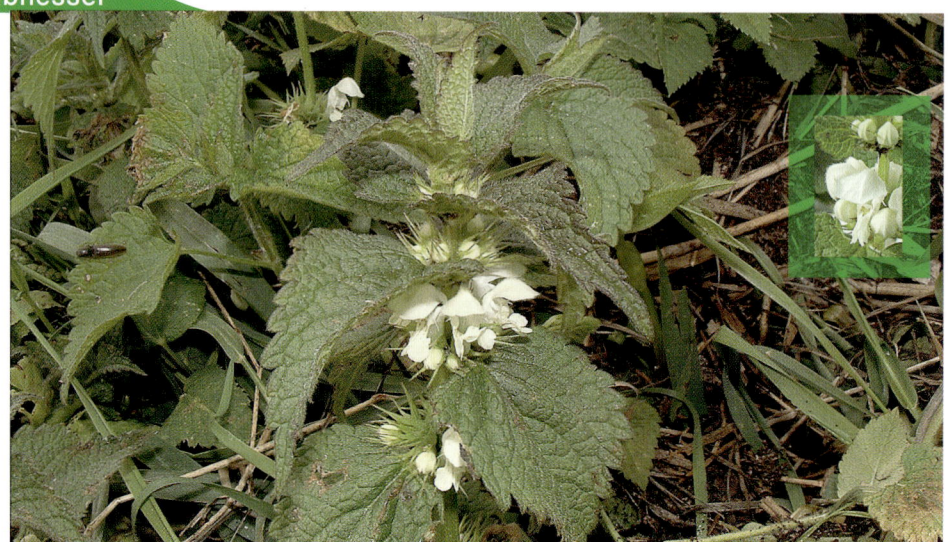

Taubnessel (Lamium album) Lippenblütler

Die den Brennnesseln ähnlichen Blätter sind „taub", d.h. sie brennen nicht. Auch die Blüten sind anders als die unscheinbaren der Brennnessel: Lamium bedeutet Schlund, Rachen, auch gefräßiger Hai – als Hinweis auf die Blütenform aller Taubnesselarten (die aber weniger wertvoll als die weiße Taubnessel sind).

Die Blüten riechen nach Honig und werden gerne von Hummeln aufgesucht.

Ein frischer oder getrockneter Tee wird eingesetzt gegen Atemwegskatarrhe, Mund- und Rachenschleimhautentzündungen sowie beim Weißfluss der Frau (innerlich und äußerlich).

Ein kalter konzentrierter Tee aus den Blüten ergibt auch ein gut kühlendes Gel, z.B. gegen Sonnenbrand.

Hervorragend schmecken die jungen Triebe (sie dürfen reichlich verwendet werden) in spinatartigen Wildgemüsen.

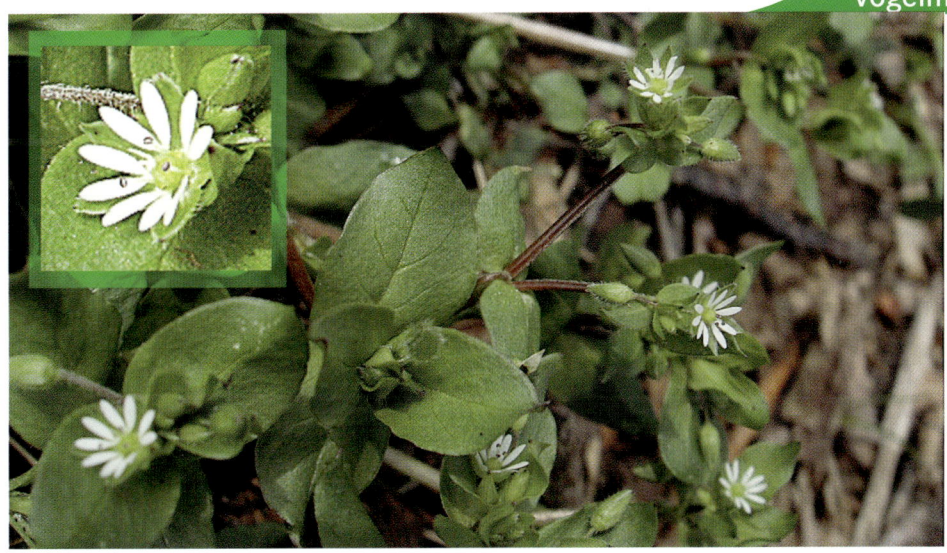

Vogelmiere (Stellaria media) Nelkengewächs

„Stella" bedeutet Stern (lat.). Die Blüten sehen wie weiße Sternchen aus. „Media" - die Mittlere - unterscheidet sie von anderen ungenießbaren Arten, die teils größer, teils kleiner sind. Vögel picken gerne Samen und Blätter. Oft ist der Boden an feuchten, schattigen und nährstoffreichen Stellen wie ein grüner Teppich mit Vogelmiere überzogen.

Die Vogelmiere enthält viel Vitamin C und wertvolle Mineralsalze (Kalium und Magnesium) sowie Saponine, die schleimlösend wirken.

Ein Tee wirkt kräftigend, harntreibend und leicht abführend.

Als Wildgemüse sind die noch zarten und saftigen Blätter und Stängel (nicht die älteren, langen „Hühnerdärme") eine gute Grundlage für Salate mit leicht nussigem Geschmack.

Die Vogelmiere wird auch zu Gemüse verarbeitet und gehört zur „Neunersuppe" am Gründonnerstag. In Japan zählt sie zu den sieben Wildkräutern, die zum traditionellen Frühlingsreis gereicht werden.

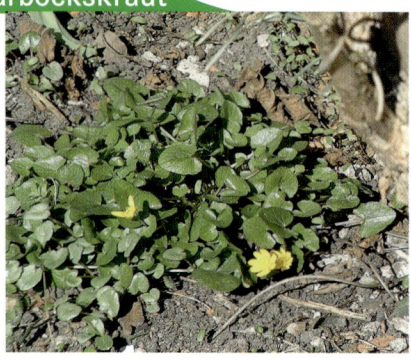

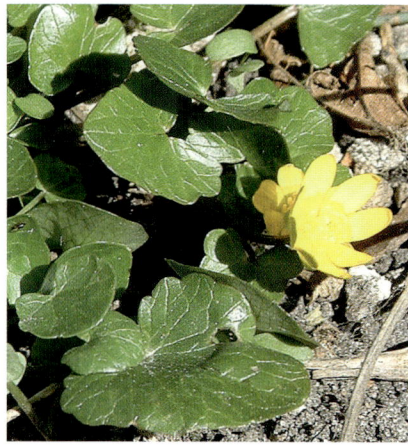

Gott schuf das Scharbockskraut. Indessen,
den Bock dazu hat er vergessen,
weshalb das Kraut zwar grünt und sprießt,
jedoch vergebens,
weil niemand kommt, der es genießt.
(Ein Inbegriff verfehlten Lebens.)

Scharbockskraut (Ficaria verna)
Hahnenfußgewächs

Charakteristisch sind die sattgrün glänzenden rundlichen Blätter und die unterirdischen knollenförmigen Speicherorgane („Feigen" - ficaria), die sie so zeitig im Frühjahr („Verna") wachsen lassen. Interessanterweise schuf Karl-Heinrich Waggerl ihm im „Heiteren Herbarium" untenstehenden Vers.

Die Gedichte von Waggerl sind zwar auch sonst nicht todernst zu nehmen, aber hier ist ihm ein Irrtum unterlaufen: Einen „Scharbock" als Tier gibt es wirklich nicht, aber der Begriff „Scharbock" ist gleichbedeutend mit dem gefürchteten Skorbut. Das Scharbockskraut war noch vor wenigen hundert Jahren ein hochgeschätztes Mittel gegen die Vitamin C-Mangelkrankheit. Als Wildsalat genossen, konnte es die Krankheitserscheinungen beheben.

Die Blätter werden im frischen Zustand verwendet, allerdings nur bis zur Blüte, da sich dann Gifte (Protoanemonine) entwickeln, die scharf schmecken und so vor unüberlegtem Genuß warnen.

Gundermann, Gundelrebe, Erdefeu (Glechoma hederacea) Lippenblütler

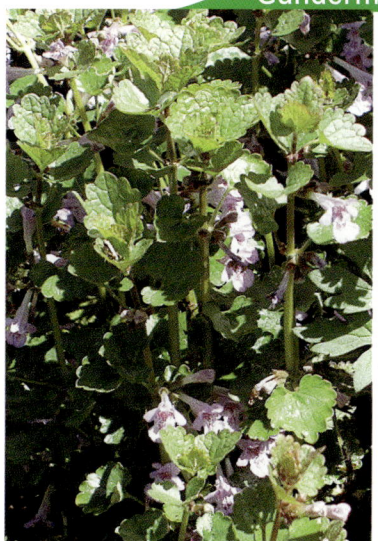

Der Gundermann darf in keiner „Neunersuppe" am Gründonnerstag fehlen. Obwohl er nur sparsam verwendet wird, weil er recht aromatisch schmeckt (Minze-ähnlich), traute man ihm – nach germanischem Kultbrauch – die Kraft zu, den Körper im ganzen Jahr vor Krankheiten zu schützen.

„Gund" bedeutet im Germanischen „Eiter".

Er hat eine naturheilkundlich anerkannte entzündungshemmende, sowie schmerzlindernde, harntreibende und den Stoffwechsel aktivierende Wirkung.

Für manche Tiere, insbesondere Pferde, aber nicht für den Menschen ist Gundermann giftig.

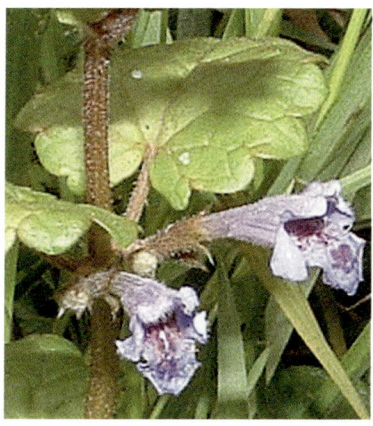

Die Blättchen können das ganze Jahr über am besten frisch verwendet werden, auch als Würzkraut wie Petersilie zu Salaten, Suppen, Kräuterbutter, Auflauf. Besonders schmeckt er zu Bohnen- und Erbsensuppe.

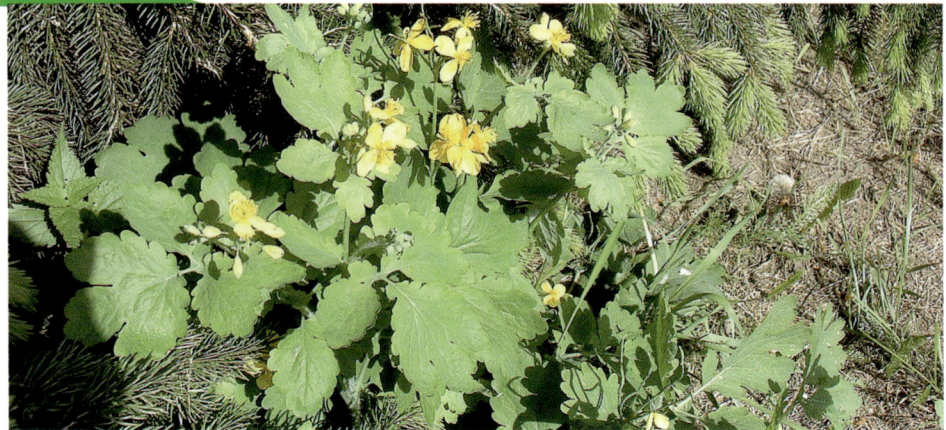

Schöllkraut (Chelidonium majus)
Mohngewächs

Für den Namen des Schöllkrautes gibt es zwei Deutungen: Entweder ist er auf „Coeli − donum" = Himmelsgeschenk zurückzuführen, was seine hohe Wertschätzung bei Alchimisten (Goldgewinnung!) und als Heilpflanze erklärt, oder auf „Chelidon" = griech. Schwalbe, weil angeblich die Schwalben mit dem Saft die Augen der Jungen zum Sehen bringen.

Schöllkraut enthält als Mohngewächs giftige Alkaloide.

Innerlich sollte es besser nicht eigendosiert eingesetzt werden. Es gibt gute Präparate mit standardisiertem Inhalt, z.B. homöopathisch Chelidonium D4 als Globuli. Man setzt sie ein als krampflösendes (speziell im Oberbauchbereich) und beruhigendes Mittel (sedierend über das Zentralnervensystem); sie wirken gallebildend und -treibend, entzündungs- und leicht schmerzhemmend.

Bekannt ist die äußerliche Anwendung des frischen orangeroten Saftes aus Wurzeln oder den Stängeln zur Warzenbekämpfung: Chelidonin ist ein mitotisches Gift, das ähnlich wie Colchicin (von der Herbstzeitlosen) die Zellteilung beeinflusst, und so ist die Wirkung auf Warzen auch ohne mystische Überhöhung erklärbar.

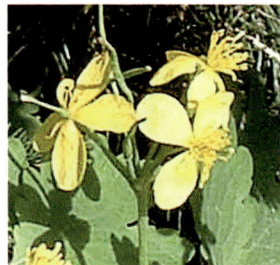

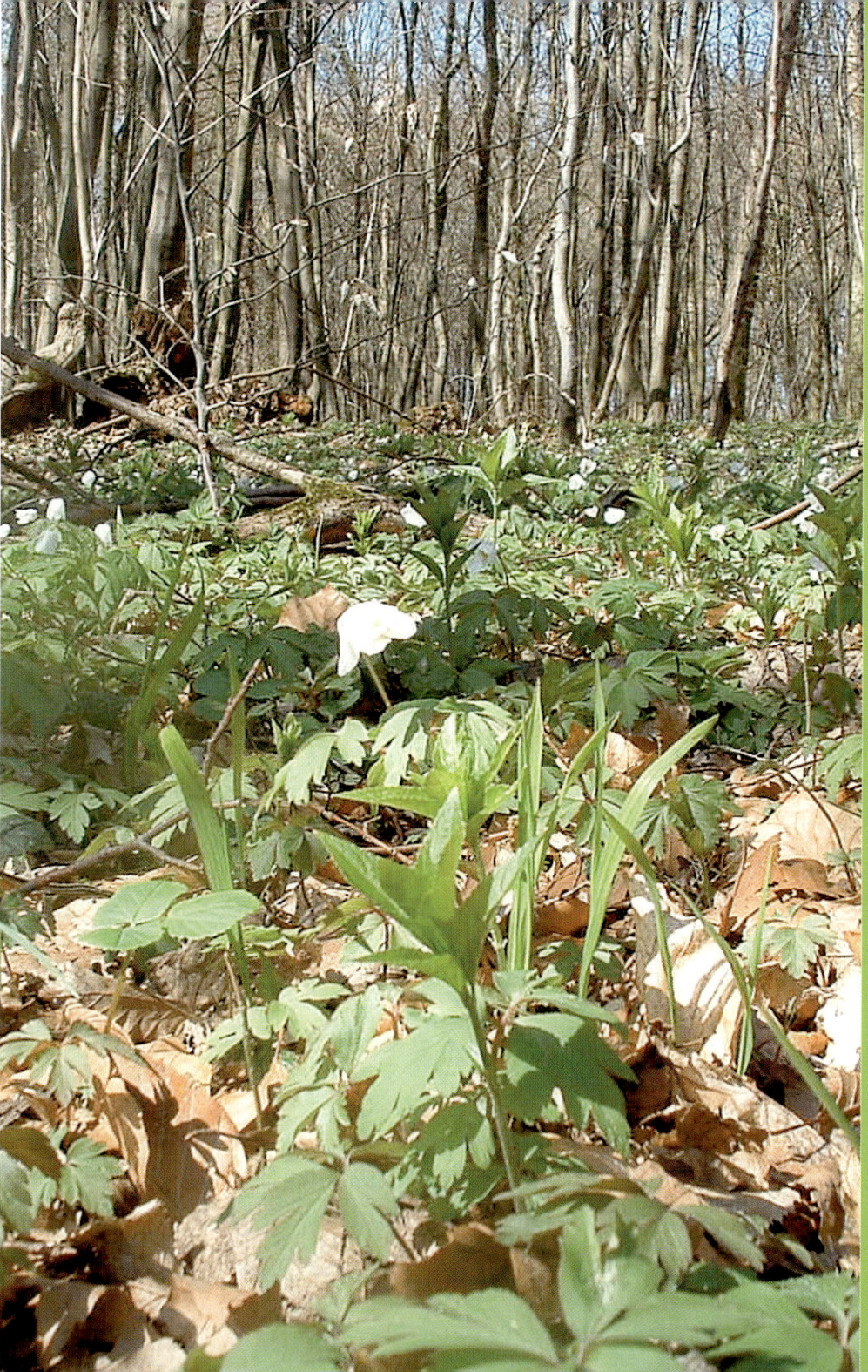

Auf Naturrasen, Wiesen und Wegrändern

Auf Naturrasen, Wiesen und an Wegrändern finden wir schon zeitig nachfolgende Wildpflanzen:

Löwenzahn, Kuhblume, Butterblume (Taraxacum officinale)
Korbblütler

Die sehr zahlreichen deutschen Bezeichnungen führen leicht zu Verwechslungen, insbesondere mit dem Herbstlöwenzahn Leontodon.

Doch ist mit „Löwenzahn" im Trivialgebrauch meist Taraxacum gemeint.

Taraxacum kommt aus dem Griechischen und bedeutet „taraxis" = Entzündung der Augen und „akeomai" - ich heile.

Die einzelnen Teile des Löwenzahns haben vielfältige Heilwirkungen.

Eindrucksvoll ist die harntreibende Wirkung eines Löwenzahntees aus Blättern und Wurzeln. Das einzige Diuretikum, das wegen seines hohen eigenen Mineralstoffgehaltes nicht zum Kaliumverlust als Nebenwirkung führt.

So wird Löwenzahn im Französischen der „pissenlit" (Bettnässer) genannt.

Die jungen Blätter sind besonders im Frühling vor der Blüte die Grundlage für einen äußerst gesunden, herzhaften Salat. Nach Rasenmahd kann der neu austreibende, zarte Löwenzahn jedoch auch die ganze Vegetationsperiode über zu Salat verarbeitet werden. Die Knospen sind eine Artischocken-ähnliche Delikatesse. Aus den Blüten kann ein Sirup gekocht werden.
Die Wurzeln ergeben im Herbst ein schmackhaftes Gemüse, das besonders für Diabetiker gesund ist; im Frühling sind sie bitterer.

Und schließlich ist auch die Freude der Kinder an den Pusteblumen nicht zu unterschätzen!

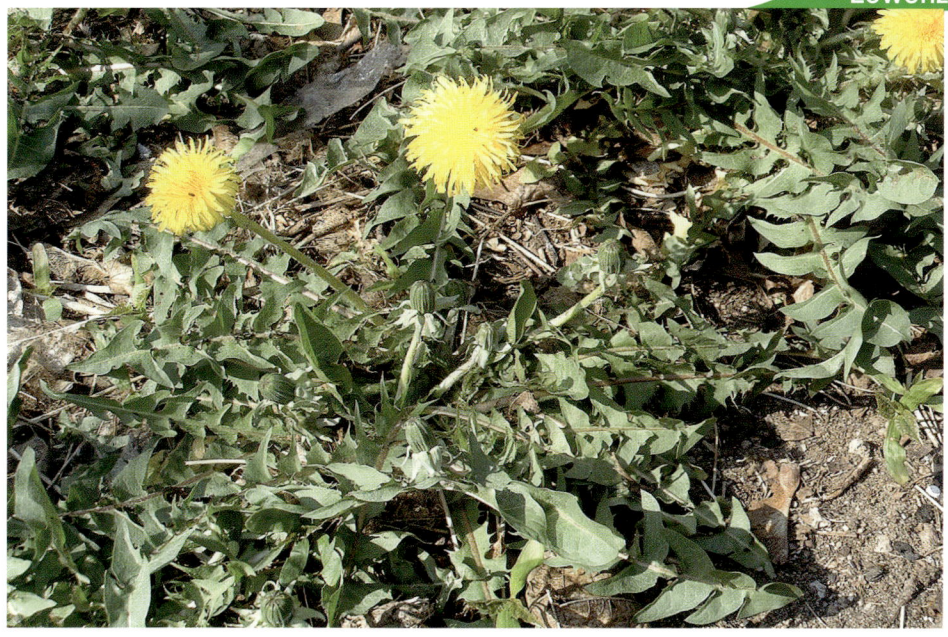

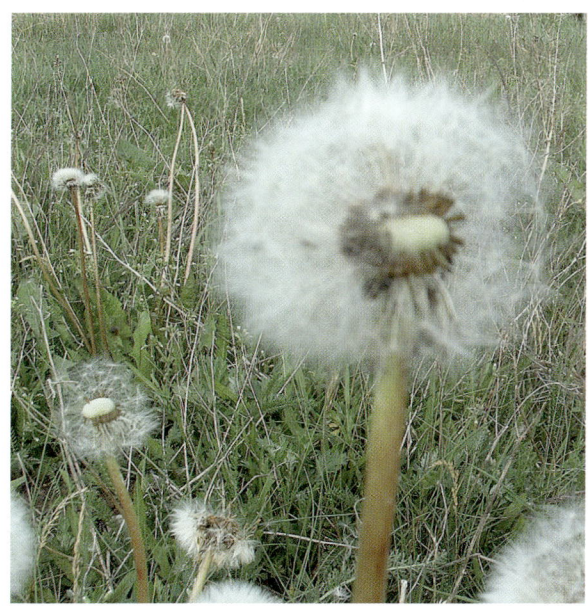

Löwenzahn: Da lachen Galle,
Leber, Magen, Niere - alle
sind für seine Kräfte offen,
dürfen auf Genesung hoffen.

Schafgarbe (Achillea millefolium)
Korbblütler

Die „millefolium" = tausendblättrige Pflanze verdankt ihren Gattungsnamen dem Achilles. Der Held der griechischen Sage hat sie auf den Ratschlag der Göttin Aphrodite hin zum Heilen seiner durch einen Pfeil verletzten Ferse („Achilles-Sehne") verwendet, so dass er bald wieder kampffähig war.

Viele Namen deuten auf die wundheilenden Eigenschaften der Schafgarbe hin: Blutstillkraut, Soldatenkraut, Zimmermannskraut. Sie wirkt entzündungshemmend, schweißtreibend, blutdruck- und fiebersenkend, krampflösend sowie als Bittertonikum bei Verdauungsbeschwerden.

Schafgarbe bedeutet im Althochdeutschen Schaf-Gesundmacher. Verletzte oder magenkranke Tiere fressen viel Schafgarbe, denn sie wissen intuitiv, was ihnen gut tut.

Diese „Harmonie im Blut" bezieht sich auch auf viele Frauenleiden wie z.B. zu starke und zu schwache Blutungen. Ein Schafgarbentee ist ein sanftes Regulationsmittel.

Bei wiederholtem Nasenbluten kann Schafgarbentee heilend eingesetzt werden. Es ist aber – ähnlich wie Kamille oder Mädesüß – kein Tee zum Dauergebrauch.

Für Tee werden Blätter und Blüten gesammelt. Der Tee kann auch zur äußerlichen Wund- und Ekzembehandlung genommen werden.

Die zarten Blätter sind eine gute Bereicherung vieler Wildkräuterrezepte.

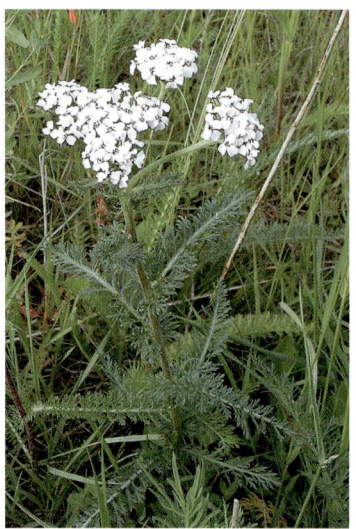

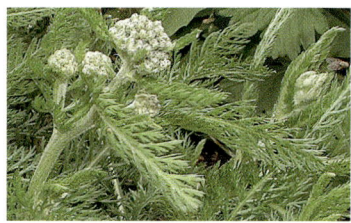

Gar nicht so dumm ist unser Schaf:
Ist es verletzt, dann frisst es brav
von der Schafgarbe Blatt um Blatt.
(Davon sie ihren Namen hat.)
Viele Wunden heilen gut,
denn sie macht „Harmonie im Blut".

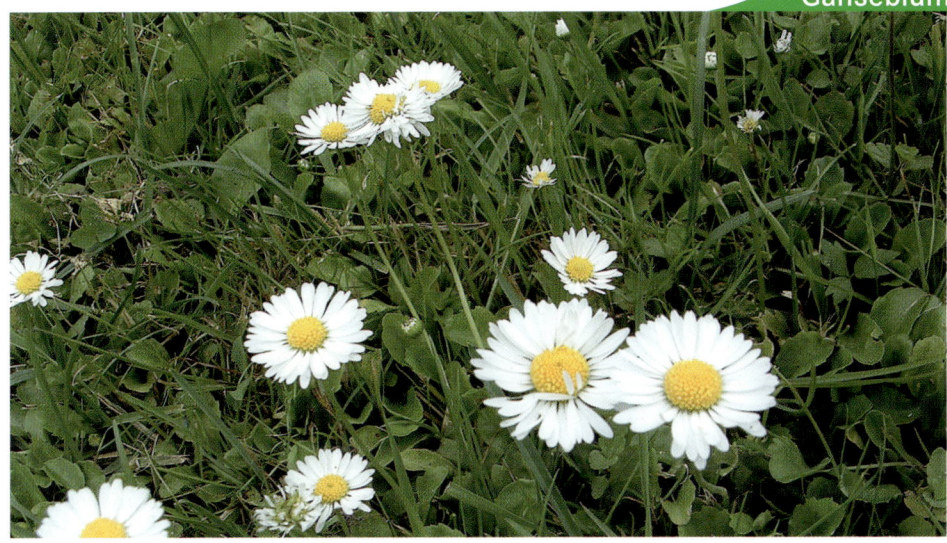

Gänseblümchen (Bellis perennis) Korbblütler

Das Gänseblümchen ist „die Schöne, die das ganze Jahr hindurch blüht". Auch die englische Bezeichnung „daisy" (von days eye – Tagesauge) weist auf die kleine sonnenartige Schönheit hin.

Es wirkt durch den reichlichen Saponingehalt in **Blüten** und **Blättern** schleimlösend und verdauungsfördernd. Die Blüten können vielen Teegemischen beigefügt werden, einerseits weil sie schön aussehen, andererseits weil sie die Wirksamkeit anderer Drogen erhöhen.

Umschläge und Bäder kommen bei entzündlichen Hautprozessen in Frage, auch bei Blutergüssen und Wunden („kleines Arnika").

Die Blattrosetten können für Salate genommen werden, ähnlich wie z.B. Feldsalat, die Blüten für die Verzierung von Salaten, Suppen, Kräuterbutter und vielem anderen mehr.

Wegerich (Plantago major und P. lanceolata) Wegerichgewächs

Der Breitwegerich erinnert in seiner Form an die menschliche Fußsohle (Planta = die Fußsohle). Ein frisches Blatt in die Schuhe eingelegt, hat schon manchem Wanderer geholfen.

Am Wegesrand, da lässt er grüßen,
hier hilft er manchen wunden Füßen
als Pflaster, frisch aus der Natur,
der Wegerich, der Breite, pur.
Doch findest du den schmalen, Spitzen,
auch der wird dir zu vielem nützen:
Als Sirup, wenn ein Husten quält,
bei Stichen der Insektenwelt
zerreibe nur ganz schnell ein Blatt,
das einen lindernd' Inhalt hat.

Mit diesen Zeilen ist das Wesentliche des Spitzwegerichs beschrieben. Er ist bei Insektenstichen und anderen Verletzungen ein gutes Erste Hilfe-Mittel in Form einer frischen Auflage, die möglichst sauber sein soll und mehrfach erneuert wird.

Zudem ist er eine alte Lungenheilpflanze und wirkt reizmildernd, antibakteriell (nach neuesten Forschungen auch antiviral) sowie wundheilungsfördernd. Die enthaltene Kieselsäure festigt das Lungengewebe.

Die Blätter dürfen beim Trockenprozess nicht braun werden (nicht zu langsam trocknen oder feucht lagern), weil dann wertvolle Inhaltsstoffe verloren gehen.

Die jungen Blätter der Wegeriche können fein-

gehackt roh zu Salaten, Kräuterbutter, Quark gegeben werden. Sie sind auch Bestandteil der Neunersuppe.

Bei den älteren Blättern ist es ratsam, das etwas bittere erste Kochwasser zu verwerfen, je nach Geschmacksvorliebe.

Schließlich kann man die Samen sammeln, mahlen und an Getreidemehl mischen oder in Suppen kochen. Die sog. „Flohsamen" von P. ovata, einer Mittelmeer-Plantago-Art, sind ein sanftes Abführmittel.

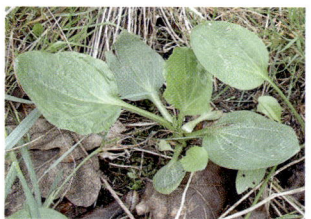

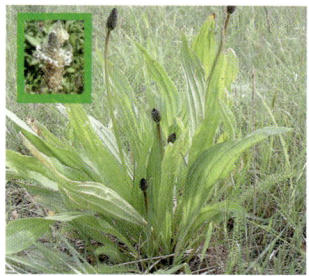

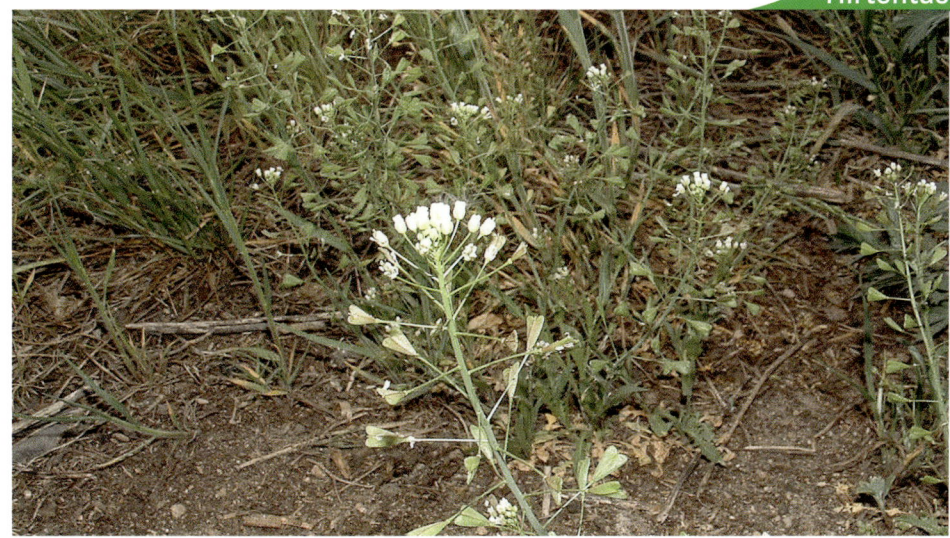

Hirtentäschel (Capsella bursa-pastoris)
Kreuzblütler

Namensgebend ist die Frucht, ein auf der Spitze stehendes herzförmiges Schötchen, das mit den aus Fell gefertigten Umhängetaschen mittelalterlicher Hirten verglichen wird.

Hirtentäschel ist in der gesamten Vegetationsperiode zu finden.

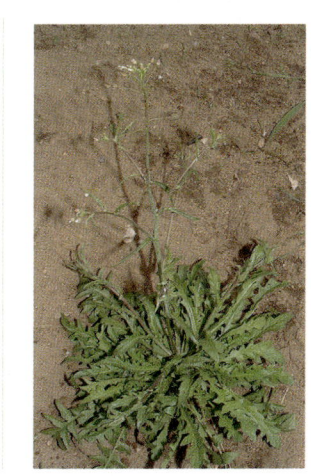

Das Kraut wirkt gefäßverengend und ist sowohl innerlich (Saft, Tee) als auch äußerlich angewendet (Auflagen) blutstillend.

Die schon zeitig im Frühjahr erscheinenden Blattrosetten haben den etwas retticharrtigen Geschmack der Kreuzblütler, und sie lassen sich gut gemeinsam mit Gänseblümchen und Rapunzel zu Wildkräutersalat verarbeiten.

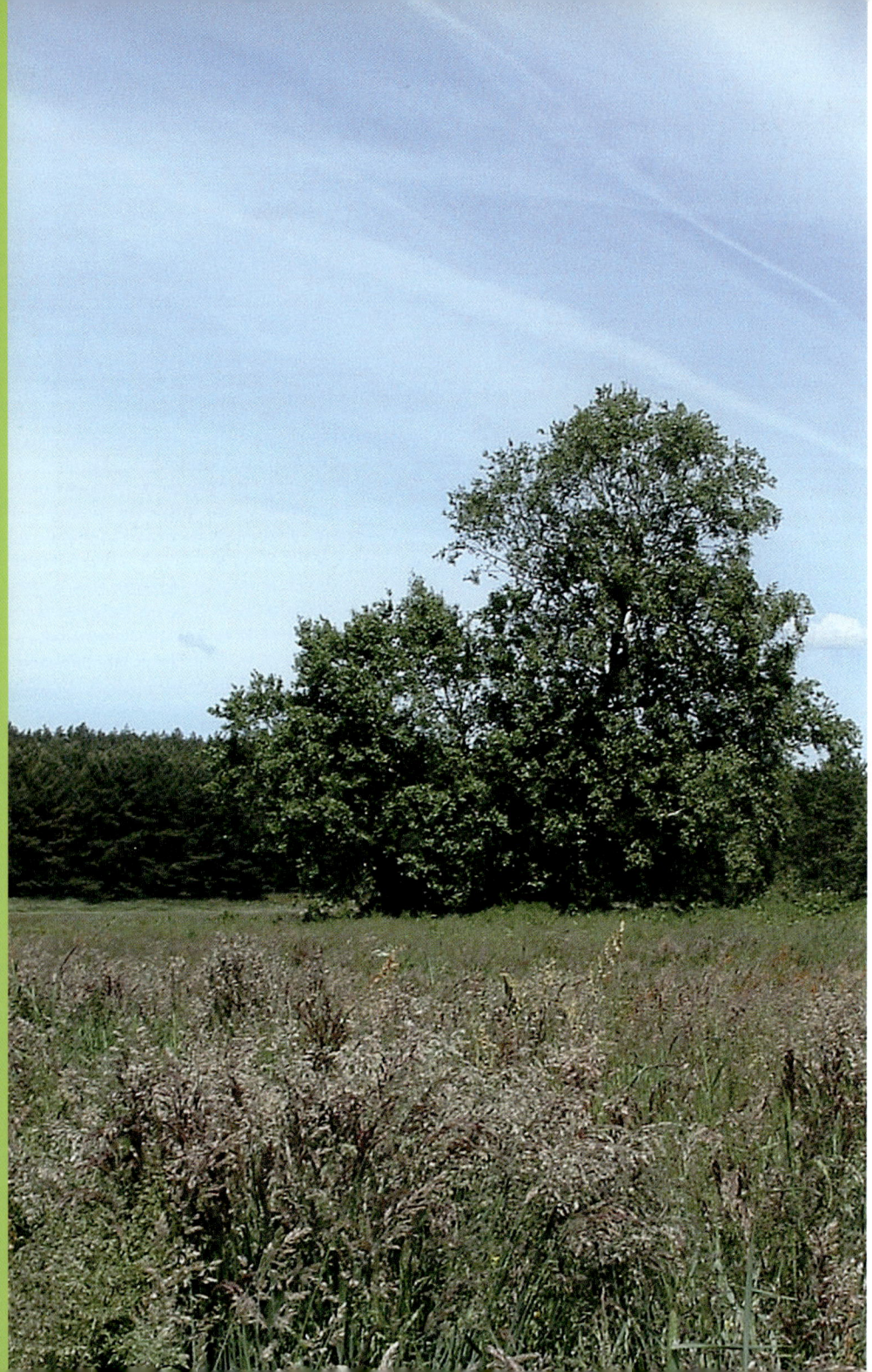

Auf Äckern, Wiesen und Wegrändern

Meist müssen wir uns schon außerhalb der Umzäunungen in freier Natur bewegen, um die folgenden Pflanzen an ihren Standorten aufzusuchen. Huflattich auf lehmigen Böden, die Klette, deren kräftiger Wuchs vom Vorjahr auf zu erwartende zarte Pflanzen in der Nähe hinweist, die Knoblauchsrauke an verschiedensten Standorten „wie ausgesät", der Sauerampfer und das Gänsefingerkraut in der Wiese.

Huflattich (Tussilago farfara)
Korbblütler

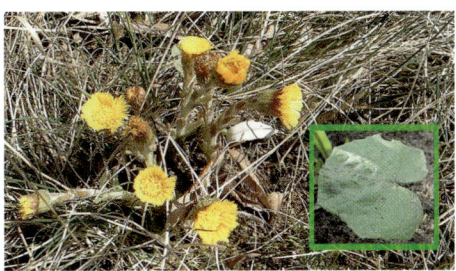

Vom Lateinischen her ist „Tussilago" der „Hustenvertreiber", „farfara" deutet auf die unterseits bemehlt wirkenden Blätter hin.

Huflattich ist der „filius ante patrem" (Sohn vor dem Vater). Die goldstrahligen Blüten erscheinen lange vor den rundlich herzförmigen, grobgezähnten Blättern (Pferdehufen-ähnlichen). Der Huflattich ist ein Anzeiger für lehmige, tonige Äcker, feuchte Wegränder und Ufer.

Blüten und Blätter (ohne Pilz-flekke!) schmecken aromatisch-würzig und enthalten ein gesundes Ensemble von Mineralstoffen, insbesondere ist der Schwefelgehalt hervorzuheben. Er wirkt schleimlösend, reinigt das Blut, entgiftet und macht „strahlende Augen und gesunde Haut und Haare".

Einen Huflattichtee gegen Husten darf man zur Wirkungssteigerung mit echtem Honig süßen.

Frische, angequetschte Blätter kann man bei Bronchitis auf die Brust legen. Sie ziehen die Hitze heraus. Ebenso sind Auflagen bei Geschwüren, offenen Beinen, geschwollenen Drüsen und Gelenken sinnvoll.

Achtung:

Vom Dauergebrauch und „heuwagenweisem Verzehr" des Huflattichs wird jedoch abgeraten wegen manchmal enthaltener Pyrrolizidinalkaloide, die in großen Mengen lebertoxisch wirken können.

Schmatzend fraß die Kuhmama
Tussilago farfara,
und sie sprach zum Kindchen Kalb:
Mach nie eine Sache halb!
Friß die Blüten, dann die Blätter:
Husten weg - bei jedem Wetter!

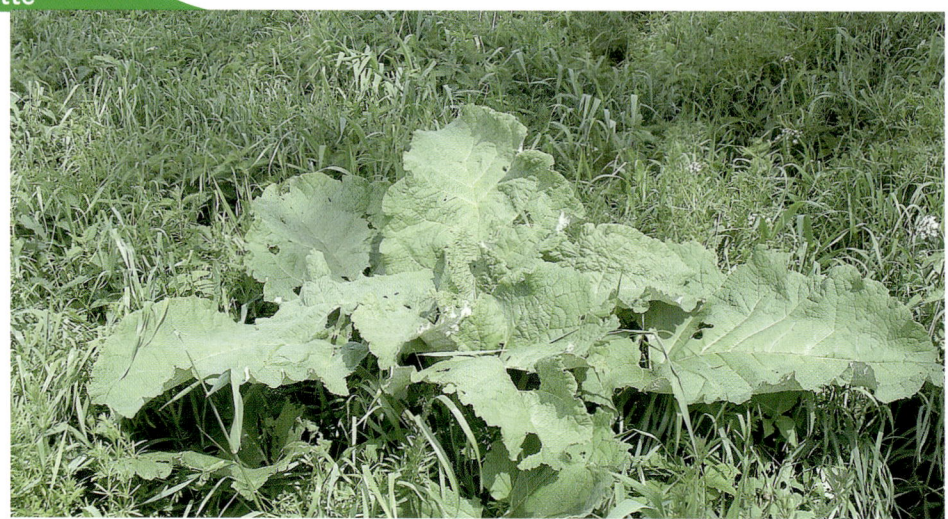

Klette (Arctium lappa und A. tomentosum) Korbblütler

„Arctos" ist im Griechischen der Bär. Die rauen Fruchtköpfe wurden mit dem Fell eines Bären verglichen. Die Apothekenbezeichnung der Klettenwurzel „Radix bardanae" leitet sich vom italienischen „barda" = Pferdedecke ab, wohl in Anlehnung an die Größe der Blätter.

Verordnet wird „Radix bardanae" = Klettenwurzel als starkes Blutreinigungsmittel bei Ekzemen, Furunkeln, Geschwüren, Hautausschlägen. Sie regt die ausscheidenden Entgiftungsorgane an.

Die Wurzel der zweijährigen Pflanze wird im Frühjahr geerntet. Sie ist im frischen Zustand gekaut oder getrocknet pulverisiert am wirkungsvollsten.

Auch ein Tee kann davon gebrüht werden.

Die Klettenwurzel ist in Japan ein beliebtes Gemüse. Zarte Blätter können als Wildgemüse verwendet, Stängel zu Salat verarbeitet werden.

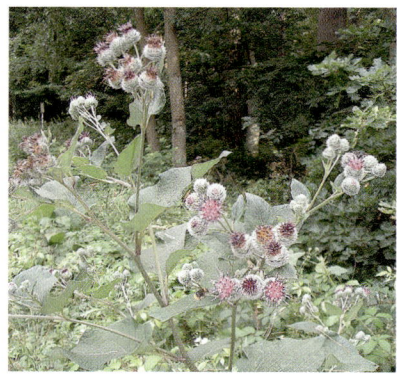

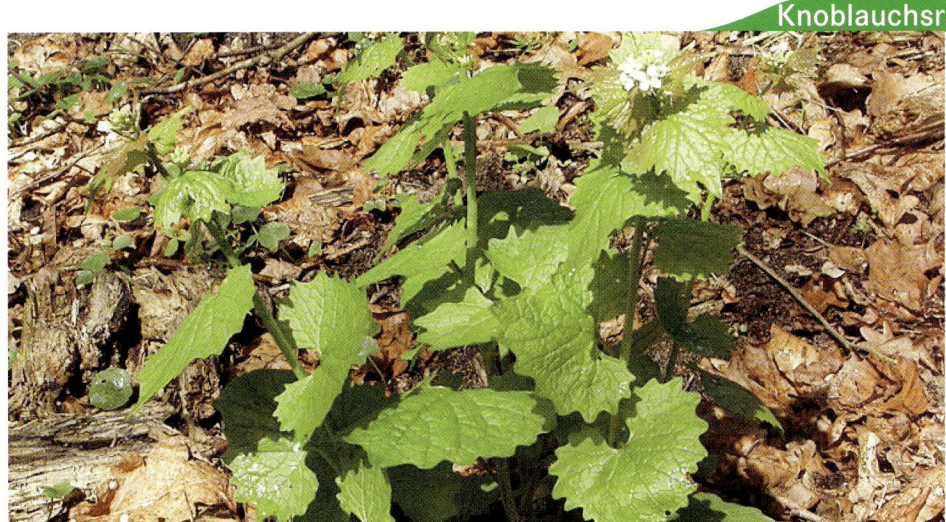

Knoblauchsrauke (Alliaria petiolata)
Kreuzblütler

Die Stammsilbe „Allium" bedeutet Lauch, Knoblauch und ist vom lat. „olere"=riechen abgeleitet, ein Hinweis auf den markanten Geruch, den die Blätter beim Zerreiben verbreiten. Die scharfen Senföle hat die Knoblauchsrauke mit Knoblauch, Bärlauch und den Zwiebeln gemeinsam. Auch als Knoblauchshederich bezeichnet, trug sie früher das „officinalis" im Namen (sollte in der Apotheke vorhanden sein), und ihr gesundheitsfördernder Wert wurde geschätzt.

Der weiß blühende, bis zu fast einem Meter groß werdende Kreuzblütler ist erstaunlich wenig bekannt, obwohl es reichliche Bestände gibt.

Die zarten Blätter können – am besten vor der Blüte, da sonst etwas bitter werdend – sehr schön für Salate, Kräuterquark usw. genommen werden.

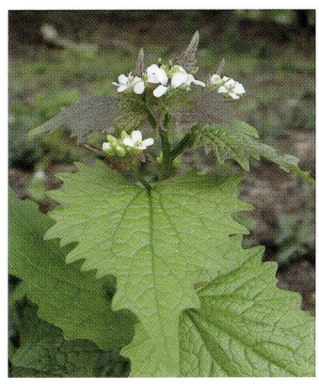

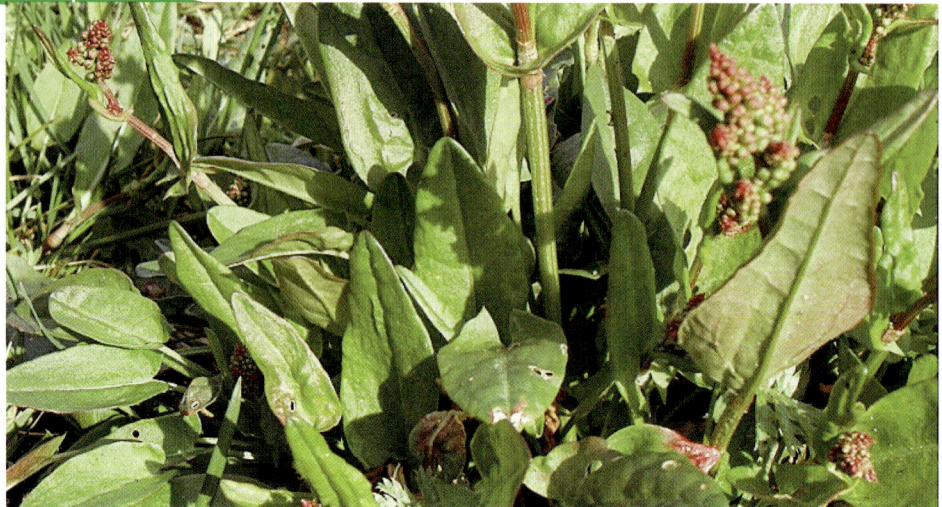

Sauerampfer (Rumex acetosa)
Knöterichgewächs

Die Silbe „amper" bedeutet in verwandten Sprachen sauer, bitter scharf, so dass der „Sauerampfer" eigentlich eine Tautologie ist: Der „Sauer-sauer"!

So kennen wir ihn seit früher Kindheit mit seinen angenehm sauer schmeckenden Blättern.

Sie enthalten viel Vitamin C, aber auch Oxalsäure, die insbesondere bei Steinbildungsneigung nicht zu reichlich genossen werden sollte.

Es gibt so viele Sauerampfer-Rezepte wie es Küchen gibt, d.h. jeder macht's etwas anders. Anfänger sollten sich nicht von der gewöhnungsbedürftigen Farbe („Kuh-fladen") abschrecken lassen. Das Aroma ist sehr lecker! Ein paar dekorative Sahnehäubchen lassen vorstehende Assoziation nicht so schnell aufkommen!

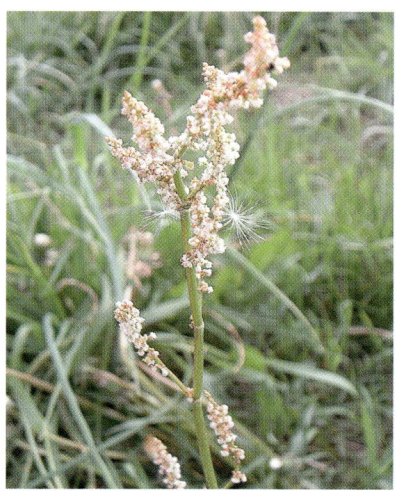

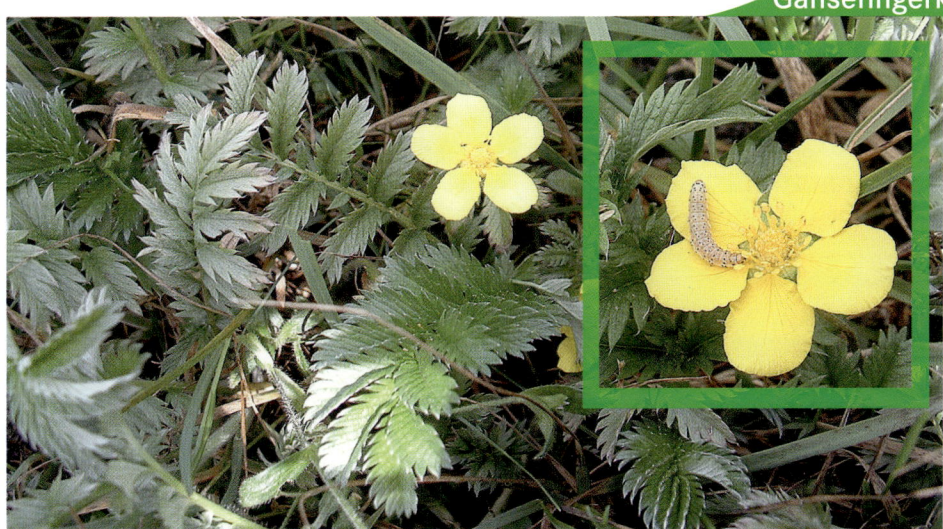

Gänsefingerkraut (Potentilla anserina) Rosengewächs

Das kleine Kraut Potentilla ist eine „Mächtige, Starke" (von Potenz!), die gerne von Gänsen gezupft wird. Stark ist ihre Heilkraft. Im Gegensatz zu anderen Fingerkräutern sind die Blätter nicht ge"fingert", sondern unpaarig gefiedert, auf der Oberseite grün und auf der Unterseite weißfilzig. Die fünfzähligen Blütenblätter sind goldgelb.

Die Blätter wirken durch den Gerbstoffgehalt zusammenziehend (bei Durchfällen und inneren Blutungen) und entkrampfend auf die glatte Muskulatur, insbesondere bei Magen- und Darmkoliken sowie bei schmerzhafter Menstruation.

Hierzu wird das frische oder getrocknete Kraut gut bedeckt in 2/3 Anteilen Milch mit 1/3 Anteil Wasser zwei bis drei Minuten geköchelt und dann schlückchenweise getrunken (etwa drei Tassen/ Tag).

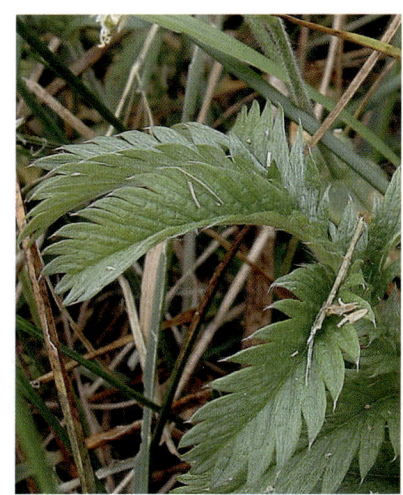

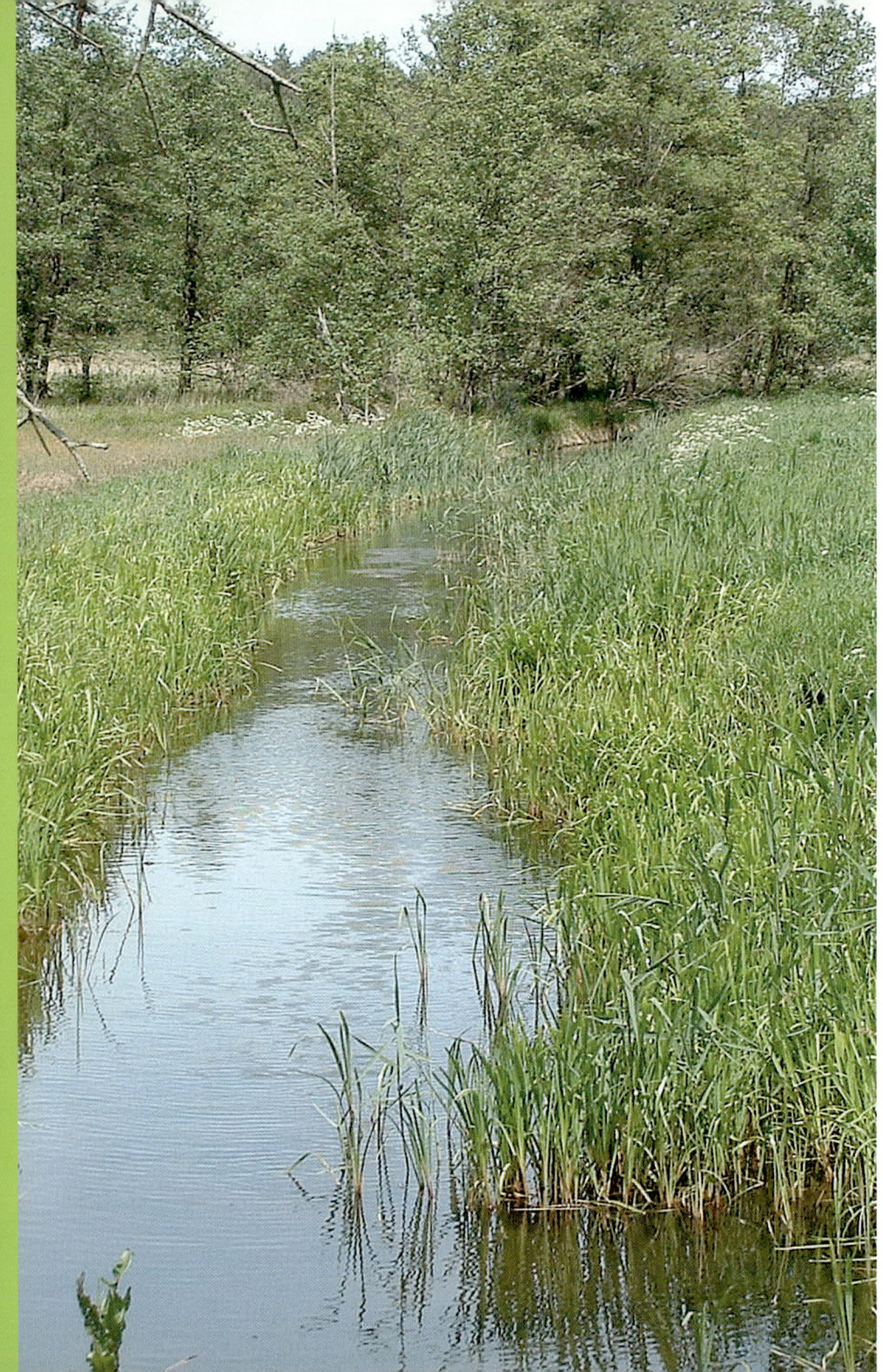

Am Wasser, an Hecken und im Wald

Weitere wichtige Pflanzen im Frühjahr finden wir am sauberen Gewässer bzw. feuchten Standort (Brunnenkresse), an wilden Hecken (Hopfen) und etwas später im Mai mitten im Buchenwald (Waldmeister).

Brunnenkresse (Nasturtium officinale)
Kreuzblütengewächs

Der botanische Name weist auf „nasitortium" = Nasenpein hin. Möglicherweise wegen der retticheartigen Schärfe oder wegen der Anwendung bei gepeinigter Nase, also Erkältung.

Die Brunnenkresse siedelt an und in Quellen, Gräben, Flüssen, die Stängel sind kriechend bis aufsteigend, rund, kahl und hohl im Hauptast, die Blätter unpaarig gefiedert, die Kreuzblüten weiß.
Eine Verwechslungsmöglichkeit besteht mit dem bitteren Schaumkraut. (Der Irrtum ist nicht schlimm, da auch dieses essbar ist.)

Die Brunnenkresse ist eine alte Heilpflanze, die besonders in Frankreich geschätzt wird. Sie enthält mehr Vitamine als andere Salate (A, B, C, E) und hat neben anderen wertvollen Inhaltsstoffen einen besonders hohen Jodanteil.
Am schmackhaftesten sind die jungen Triebe vor der Blüte (etwa März bis Mai). Aber auch im Spätherbst kann man sie je nach Lage bis in den Winter ernten.

Die Brunnenkresse ist ein gutes Blutreinigungsmittel, wirkt stark harntreibend, darf aber nicht zu reichlich in der Schwangerschaft gegessen werden.

Achtung:
Bachaufwärts sollten keine Schafe oder Kühe weiden, da sonst nicht auszuschließen ist, dass sich die Larven des Grossen Leberegels in den Blättern der Brunnenkresse ansammeln, die bei Rohgenuss der Blätter äußerst gefährlich sind.

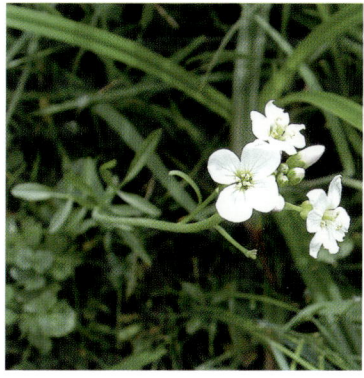

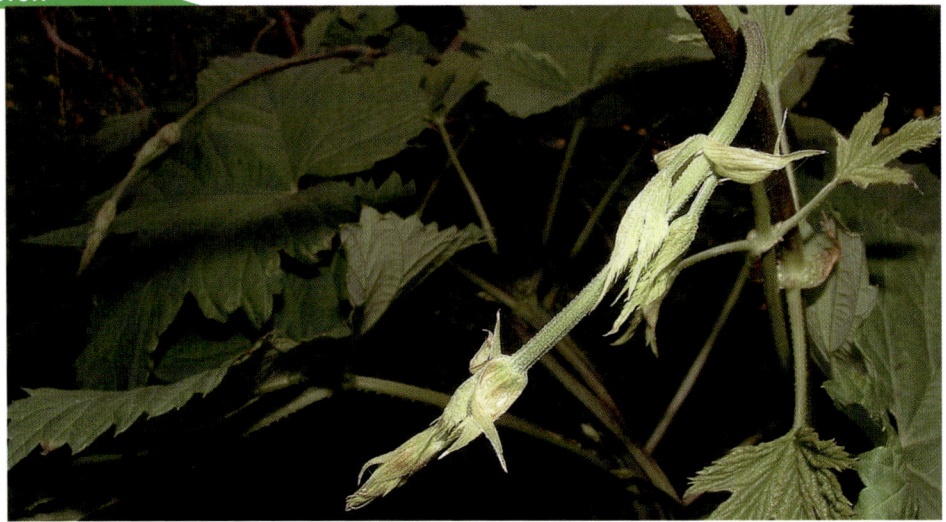

Hopfen (Humulus lupulus)
Hanfgewächs

Die Kletterpflanze, deren raue rechtswindende Schlingranken bis zu 6 Meter lang werden, benutzt Sträucher und Bäume als Stützen. Sie kann ihnen wie ein „Erd-Wolf" (humus, lupus) schaden.

Hopfen ist zweihäusig: Die weiblichen Pflanzen haben gelbgrüne zapfenartige Blütenstände, deren Drüsen im Zapfeninneren das bitteraromatische klebrige Pulver absondern, das für die Bierwürze verwendet wird. Die männlichen Pflanzen bilden rispenartige Dolden.

Die jungen Hopfensprossen sind – ähnlich wie Spargel zubereitet – ein vorzügliches Frühlingsgemüse.

Hopfentee (überbrühte Zapfen) ist wie Bier harntreibend und beruhigend.

Hopfen enthält ein östrogenähnliches Pflanzenhormon.

E i n kühles blondes Bier
schadet weder IHM noch IHR.
Doch trinkt ER täglich davon mehr,
wird es schaden IHM gar sehr:
Ein dicker runder Kugelbauch,
'nen sanften Busen kriegt ER auch,
und Sex mit Frauchen macht kein'n Spaß.
Drum rat' ich dir: Es reicht e i n Maß!

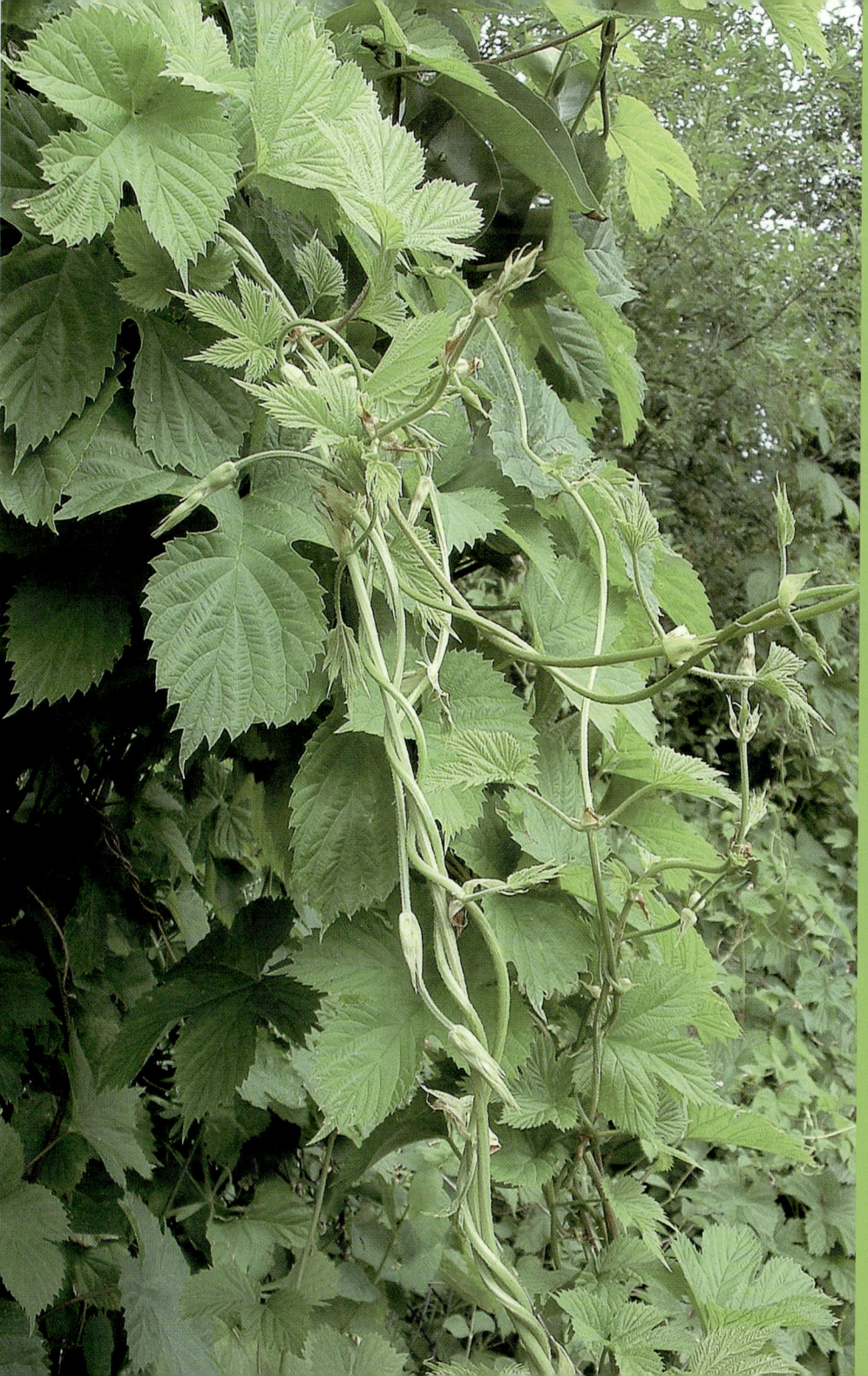

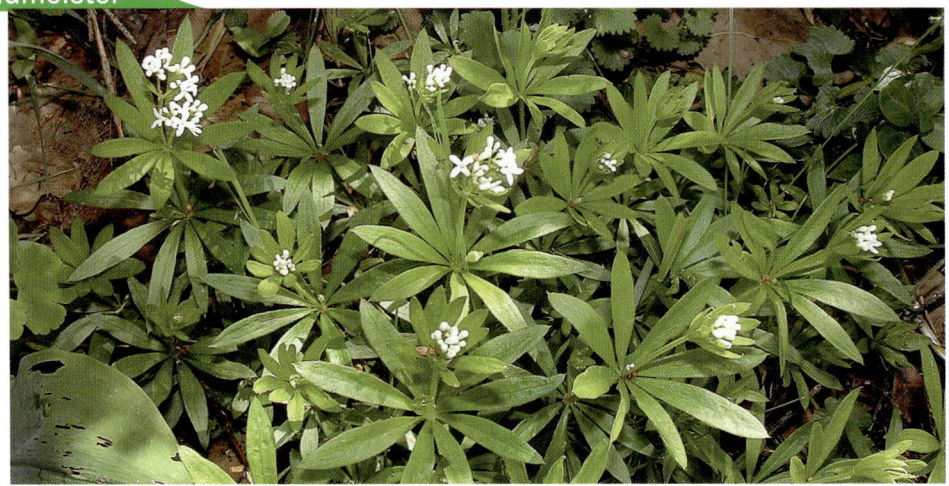

Waldmeister (Galium odoratum) Rötegewächs

Die botanische Fachbezeichnung stammt ab von „gala" = Milch (griech.), denn Milch gerinnt durch den Saft des Labkrautes, das in die gleiche Gattung wie der Waldmeister gehört. „Odoratum" deutet auf den vanille- bzw. heuähnlichen Duft hin, der sich besonders im getrockneten Zustand entwickelt (Wirkstoff = Cumarin).

Waldmeister ist oft im schattigen Untergehölz von Buchenwäldern zu finden. Die quirlförmig in mehreren Etagen stehenden **Blätter** sind kaum zu verwechseln, die weißen, vierblättrigen Blüten entwickeln sich im Mai. Kurz vor dem Aufblühen pflückt man die Sträuße, die für die Maibowle in Weißwein eingelegt werden.
Lässt man ein paar Sprosse in Milch ziehen, kann man eine aromatische Cremespeise herstellen. Dabei wird der Waldmeister nie mitgekocht.

Wie bei vielen Pflanzen macht auch beim Waldmeister die Dosis das Gift: In Maßen genossen wirkt er beruhigend bei nervöser Gereiztheit, Arbeitsüberlastung, Krämpfen, Schlaflosigkeit und Herzklopfen.

Achtung:
Stärkere Gaben dagegen können Schwindelanfälle, Erbrechen und Kopfschmerzen hervorrufen.

Waldmeister gehört aufgrund seiner beruhigenden Eigenschaften zu den Pflanzen, die „Maria Bettstroh" genannt wurden. So sollte die Geburt erleichtert werden.

Zusammen mit Moos, Salbei und fein zerstoßenen Wacholderbeeren kann man ein „Duftkissen für Männer" herstellen.

Sträuße bzw. Säckchen mit getrocknetem Waldmeister sind ein gutes Mottenvertreibungsmittel für Kleiderschränke.
Andere Labkrautarten können als Gemüse verwendet werden, solange sie zart sind.

Mit dem Waldmeister schließen wir die Wildpflanzen des zeitigen Frühjahrs ab. Wenn er zu blühen beginnt, ist der Frühling eigentlich schon auf dem Höhepunkt. Die gesamte Vegetation entwickelt sich an warmen Maientagen so rasch, dass man je nach Wetterlage aufpassen muss, die Blüte mancher wichtiger Pflanzen nicht zu verpassen.

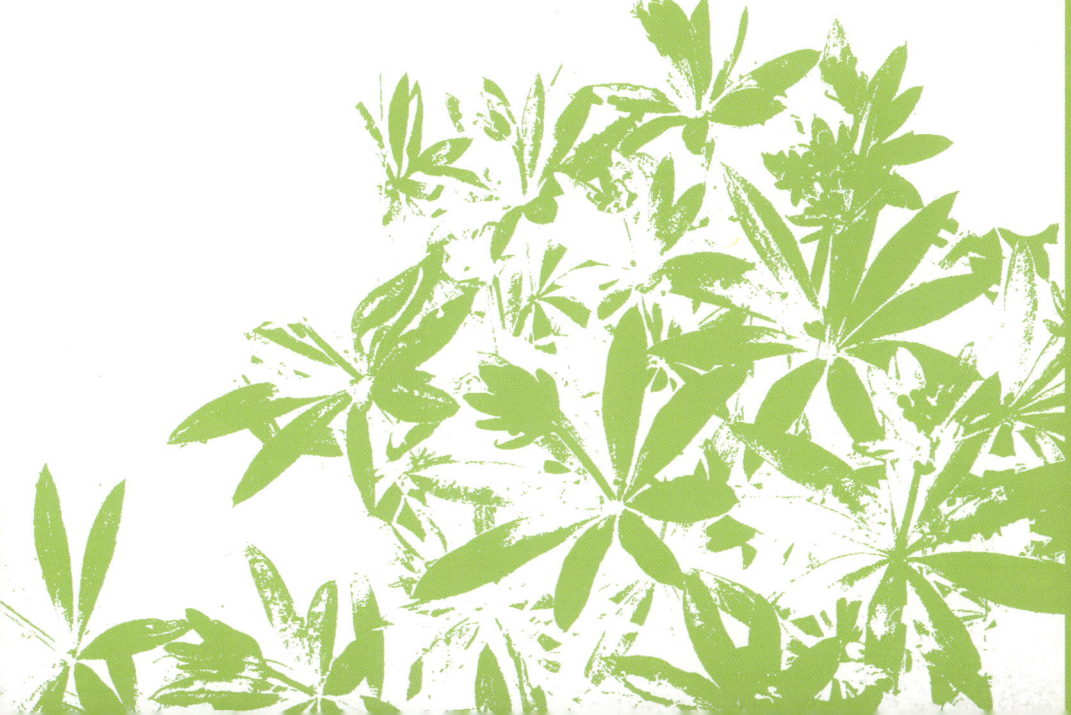

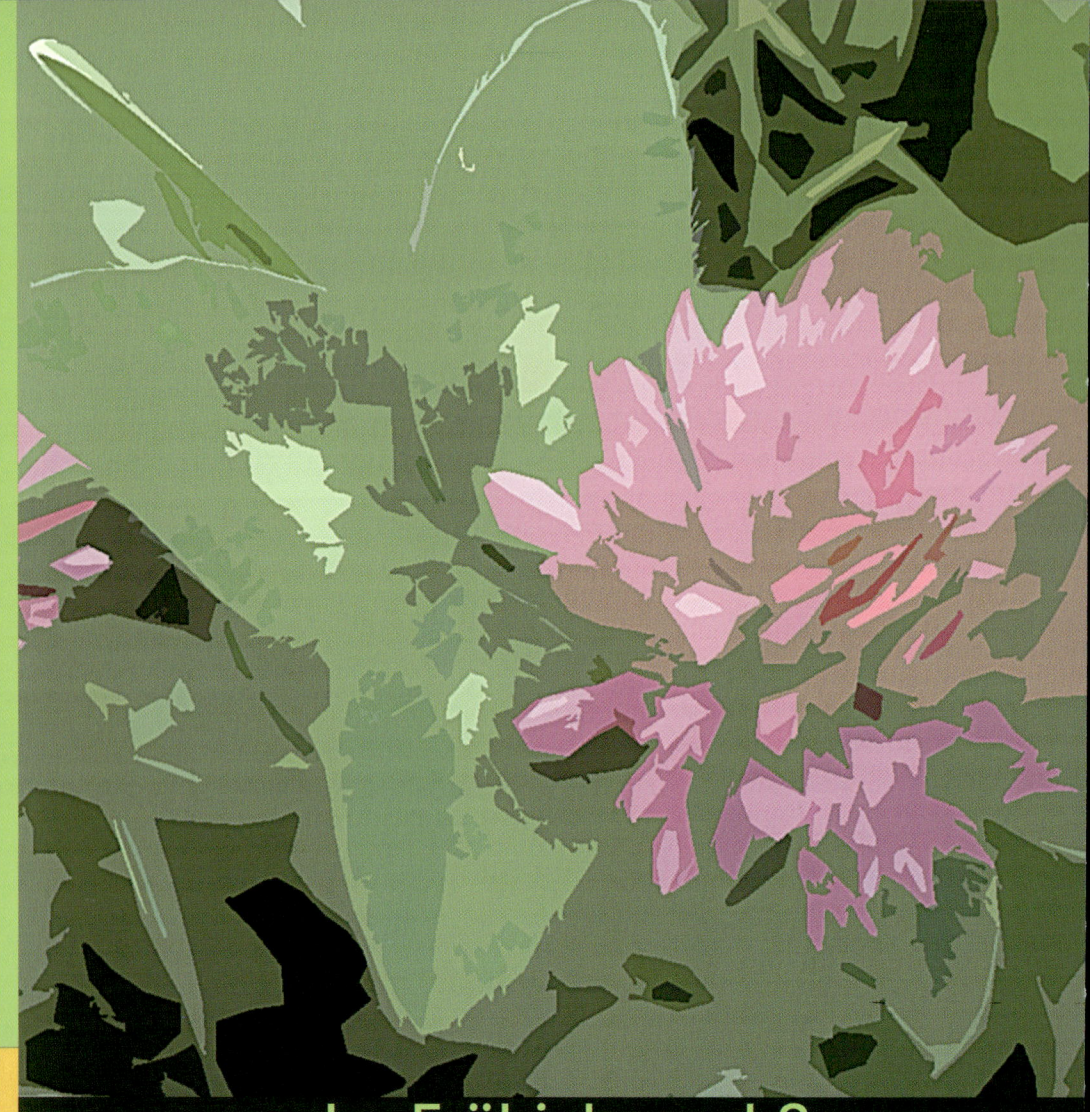

Im Frühjahr und Sommer

Im Frühjahr und besonders im Sommer hält die Natur eine breite Vielfalt an nützlichen Wildpflanzen bereit.

Zu den wichtigsten blühenden Sträuchern, Hecken und Bäumen gehören Holunder, Weißdorn und Linde.

Auch bei den Wildgemüsepflanzen gibt es fließende Übergänge zwischen Frühling und Sommer. Jetzt wachsen die wilde Malve, der Bärenklau, viele Gänsefuß- und Meldearten sowie der Klee.

Heilkräftige Wildpflanzen des Sommers sind u.a. das Johanniskraut, die Kamille, Mädesüß, die Minze, der Schachtelhalm, Wermut und Beifuß.

Wichtigste blühende Gehölze

Während einer Warmwetterperiode im späten Frühjahr dürfen wir die Blüte vom Holunder, dem Weißdorn und der Linde nicht verpassen.

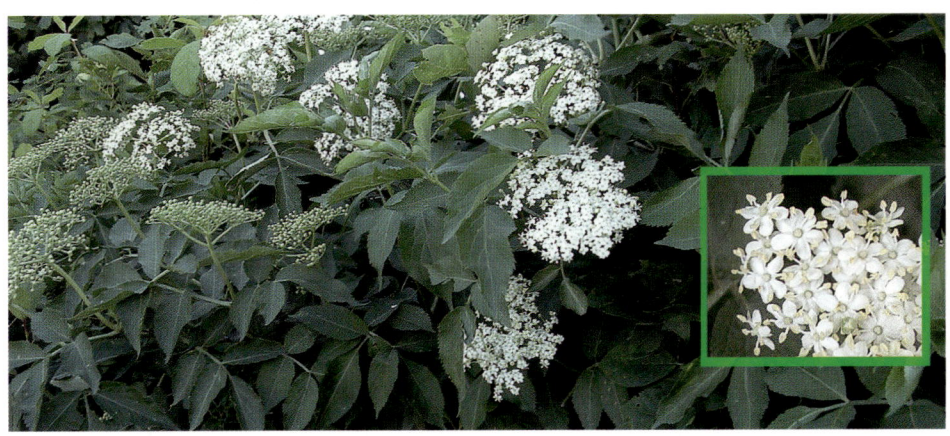

Holunder (Sambucus nigra) Geißblattgewächs

Im deutschen Namen, auch im Holder, steckt Frau Holle, die mild und freundlich (hold) gesonnene Baumgöttin, die das Leben der Pflanzen und Tiere beschützte und Menschen von Krankheiten heilen konnte.

Der botanische Name Sambucus leitet sich von sambuke (griechisch: Flöte) ab, die in der Antike aus den hohlen Ästen des Holunders geschnitzt wurde.

Der Holunder gehört zu den populärsten Heilpflanzen. Blüten, Beeren, Rinden und Wurzeln können für Gerichte und heilwirkende Anwendungen genutzt werden.

Holunderblütentee wirkt schweißtreibend, krampfstillend und blutreinigend, ebenso die im September gereiften Beeren, die immer gekocht werden.
Rinde und Wurzeln sind vorsichtig zu dosierende abführende und harntreibende Mittel, die Blätter auch, aber schwächer.

Achtung: Überdosierung verursacht Übelkeit!

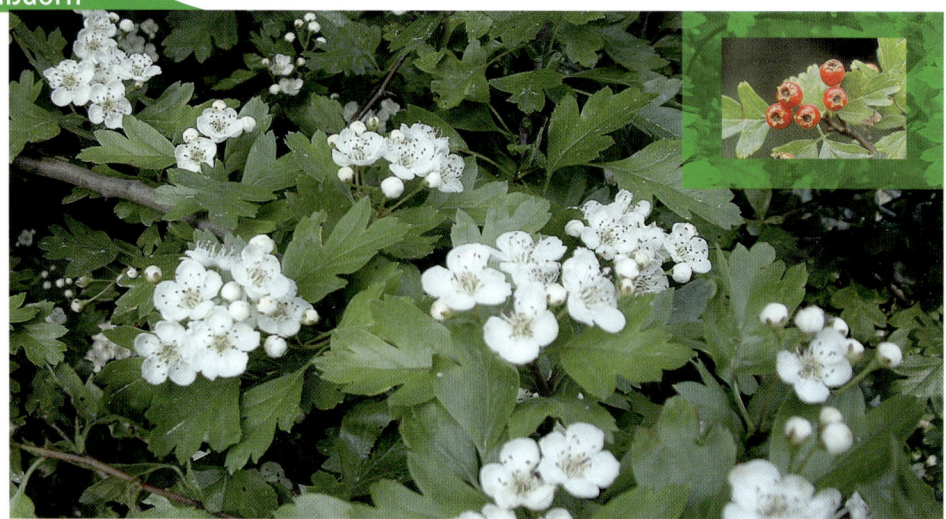

Weißdorn, Ein- und Zweigriffeliger (Crataegus monogyna und laevigata) Rosengewächs

Das harte Holz des Weißdorns wurde als Waffe verwendet (griech. krataigos= stark). Stark ist auch die nachgewiesene Heilwirkung für Herz und Kreislauf. Gesammelt werden die Blüten, Blätter und Früchte beider Arten.

Weißdorn stärkt dein müdes Herz,
wenn es zeigt mit leichtem Schmerz:
Langsam geht es alterswärts.

Weißdorn sorgt für eine Zunahme der Herzmuskeldurchblutung, bessert Beschwerden bei leichter Herzinsuffizienz, steigert die Leistungsfähigkeit und wirkt gegen Rhythmusstörungen.
Wenn die pathologischen Abweichungen nicht zu stark sind, kann der Blutdruck sowohl steigernd als auch senkend reguliert werden. Auch für das Nervensystem wirkt Weißdorn ausgleichend.

Es gibt gute standardisierte Präparate mit einem Mindestgehalt an Flavonoiden und Procyanidinen. Die freiverkäuflichen Mittel können bedenkenlos genommen werden, da keine Überdosierung bekannt ist. Auch selbst gesammelter Tee dient vorbeugend der Kräftigung des Herzens.

Linde (Tilia cordata und T. platyphyllos)
Winter- und Sommerlinde, Lindengewächs

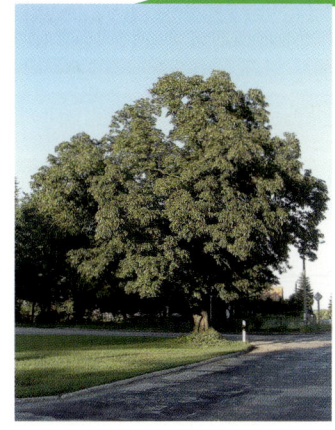

Die Sommerlinde hat große herzförmige Blätter mit weißen Borsten an den Blattnerven der Unterseite, die Blätter der Winterlinde sind kleiner und die Borsten rostfarben.

Die Linde war in alten Zeiten oft Mittelpunkt der Dörfer und Städte.

Der ganze Baum, besonders aber seine Blüten haben etwas Weiches, Süßes, Anheimelndes - eben Lindes an sich. „Lint" bedeutet ursprünglich biegsam, beweglich, ein Hinweis auf die Biegsamkeit des Lindenbastes. Auch das Holz ist besonders gut zum Schnitzen geeignet.

Kein schöner Land in dieser Zeit als hier das unsere weit und breit, wo wir uns finden, wohl unter Linden zur Abendzeit.
(Wilhelm von Zuccalmaglio)

Oder man denke an das alte Volkslied: Am Brunnen vor dem Tore, da steht ein Lindenbaum...

Die Blüten werden bei sonnigem Wetter gepflückt und an einer luftigen Stelle sorgfältig getrocknet. Tausende Bienen sammeln an solchen Tagen den duftenden Nektar für den beliebten Lindenblütenhonig.

Lindenblüten wirken schweiß- und harntreibend, aber auch beruhigend, – eben lindernd bei einer Erkältung mit Schnupfen, Husten und Bronchitis. Der Tee wird heiß mit etwas Honig getrunken.

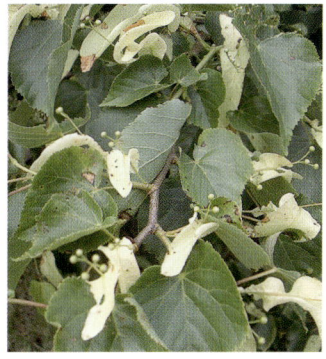

Die jungen aufbrechenden Blattknospen bzw. Blätter schmecken gut pur oder zum Salat. Auch z.B. Buchen-, Birken-, Weißdornblätter können so gegessen werden.

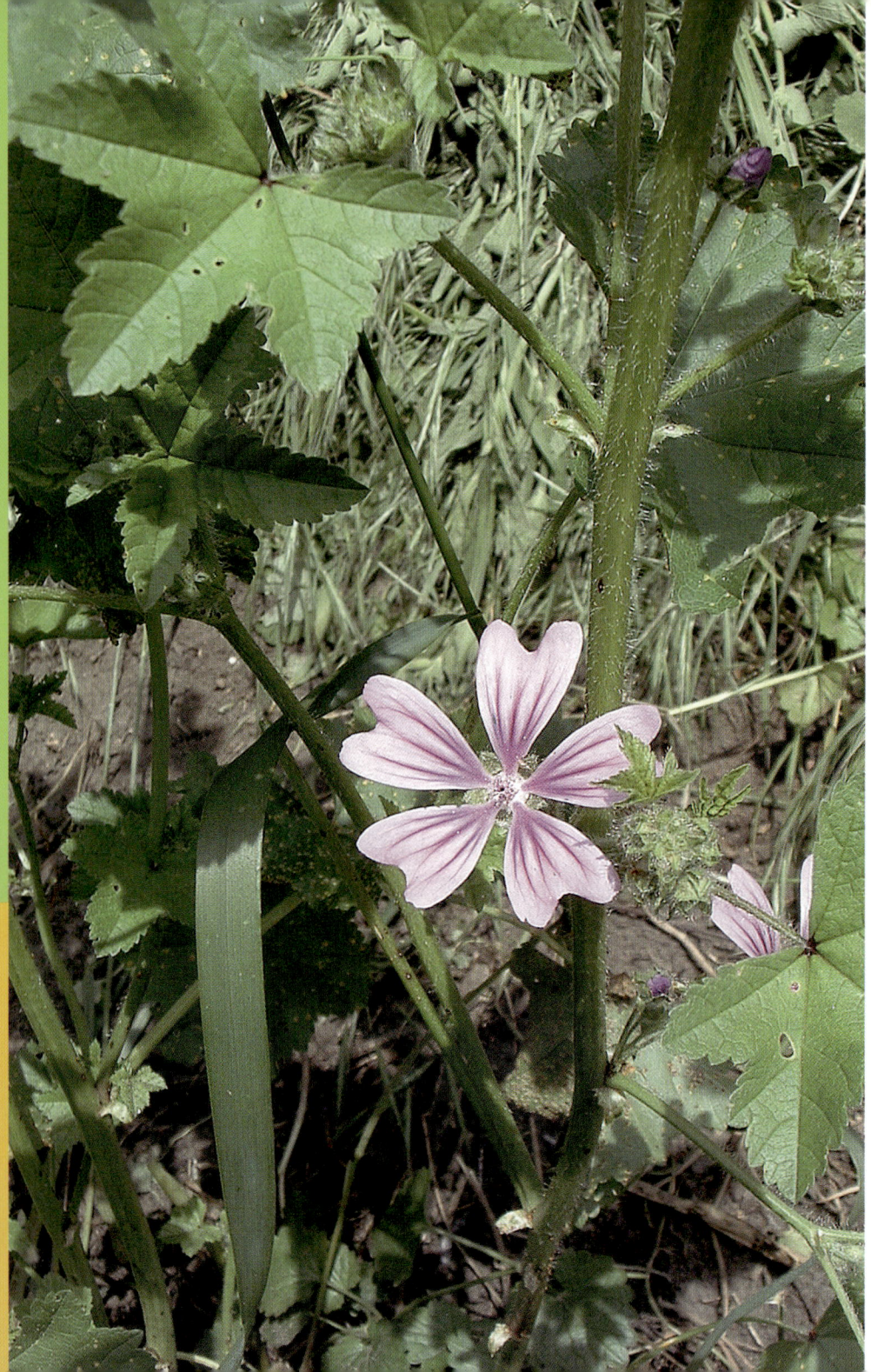

Wildgemüsepflanzen–
fließende Übergänge vom Frühling zum Sommer

Beim Wachstum der Wildgemüsepflanzen gibt es fließende Übergänge zwischen Frühjahr und Sommer. Zu den wichtigsten wilden genießbaren Gemüsepflanzen gehören u.a. die Malve, der Bärenklau, Gänsefuß- und Meldearten und der Klee.

Malve (Malva sylvestris, neglecta und andere Arten) Malvengewächs

Ein geläufiger Name der Pflanze ist auch Käsepappel. Er hat nichts mit dem Pappelbaum zu tun, sondern bezieht sich auf die „käseförmigen" Früchte und auf „Pappe" = Brei.

Aus den stark schleimhaltigen Blättern kann ein essbarer oder als Auflage dienender Brei (zum Abschwellen und Entgiften von erkrankten Körperpartien) gemacht werden.

Die Blätter dürfen nicht vom Malvenrost (orange Flecken) befallen sein.

Die jungen Sprosse sind ein zartes Gemüse. Die Blüten, die beim Trocknen blau werden, die Blätter und Wurzeln können als Tee zubereitet werden. Beim Kaltansatz, der erwärmt wird, werden die Schleimstoffe geschont.

Die Malve unterstützt die Heilung von inneren Verletzungen, Erkrankungen der Atemwege und des Verdauungstraktes. Eben überall, wo Schleimhäute angegriffen sind.

Die Wurzeln kann man Kleinkindern zum Kauen geben, um ihnen das Zahnen zu erleichtern.

Malve im Gemüsegarten lässt den Doktor draußen warten

(Sprichwort aus Spanien)

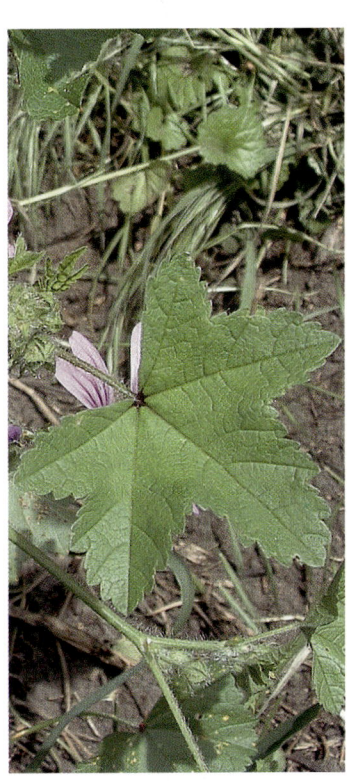

Bärenklau (Heracleum sphondylium)
Doldengewächs

Benannt ist die Pflanze nach Herakles oder Herkules, den durch Stärke ausgezeichneten Halbgott der griechischen Mythologie. So wirkt die ganze Pflanze mächtig: Bärentatzen-förmige Blätter; bis anderthalb Meter groß; weiße, borstige Härchen (im Gegensatz zur glatten Angelika mit ähnlichem Aussehen):

Ist der Stängel kantig-rau, handelt sich's um Bärenklau.

Der Wiesen-Bärenklau (nicht zu verwechseln mit dem viel größeren Riesen- oder Mantegazzischen Bärenklau) ist eine hervorragend schmeckende Wildgemüsepflanze, die in der französischen Küche geschätzt wird.

Die jungen gekräuselten Blätter sind aromatisch und zart, können roh als Salat in gehackter Form verwendet werden, oder man gibt sie − auch etwas älter − spinatartigen Gemüse bei.

Die noch knackigen Stängel sind roh essbar oder sie werden − falls nötig − geschält, in daumenlange Stücke geschnitten und wie Spargel oder Mangoldstängel zubereitet. Schließlich lassen sich die noch zarten grünen Früchte zu einem aromatischen Sorbet verarbeiten.

Bärenklau sorgt für vollmundigen Geschmack des Wildspinats, so dass auf Glutamat-haltige Brühpulver verzichtet werden kann, weil sie sich ungünstig auf die Gesundheit z.B. von Migräne-Geplagten und Parkinson-Patienten auswirken („China-Restaurant-Syndrom").

Achtung:

In seltenen Fällen kann die Lichtempfindlichkeit der Haut durch Pflanzenkontakt verstärkt werden.

Solche allergisch reagierenden Personen sollten auch diesen Bärenklau nicht pflücken.

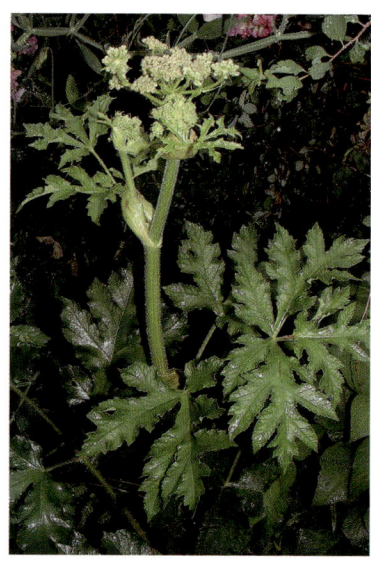

Guter Heinrich (Chenopodium bonus-henricus) sowie andere Gänsefuß- und Meldearten

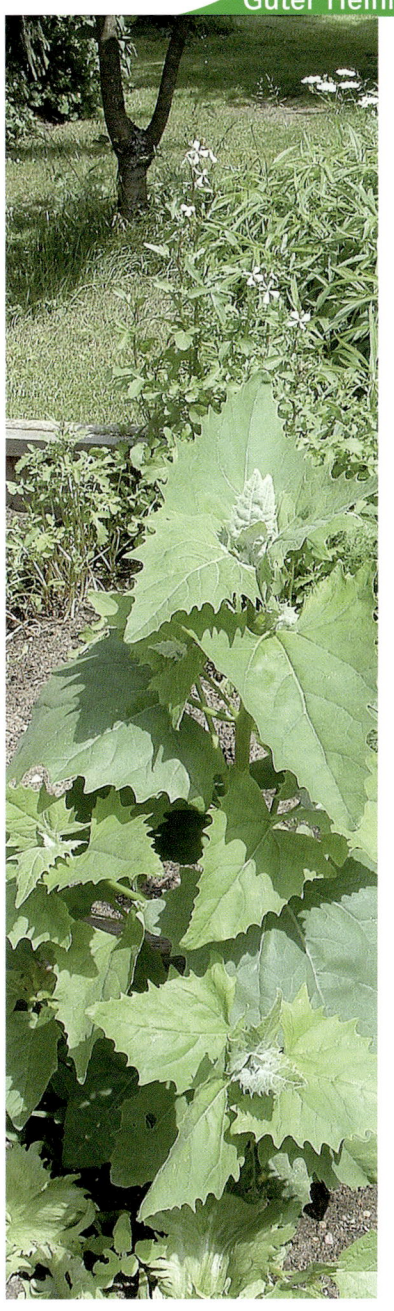

Der Name leitet sich ab von den Naturgeistern, wie Elfen und Kobolden, die Heinrich oder Heinz ('Heinzelmännchen') hießen. Unser Spinat ist ebenfalls ein Gänsefußgewächs, er wurde erst im 15.Jahrhundert von den Arabern eingeführt.

Der Gute Heinrich war vor ihm die dominierende Gemüse- und Futterpflanze, auch wurde er als Heilkraut auf Wunden und Verstauchungen gelegt.

Sämtliche Melde- und Gänsefußarten können in der Küche als schmackhafter Wildspinat verwendet werden.

Sie enthalten wertvolle Mineralstoffe und viel Vitamin A und C, aber auch Oxalsäure.

Wenn man größere Mengen verwendet, ist es ratsam, insbesondere bei Steinbildungsneigung die Gänsefußarten kurz abzukochen und das Kochwasser zu verwerfen, da es die gelösten Oxalate enthält.

Die Samen wurden früher als Brotmehlzusatz oder Grütze genommen.

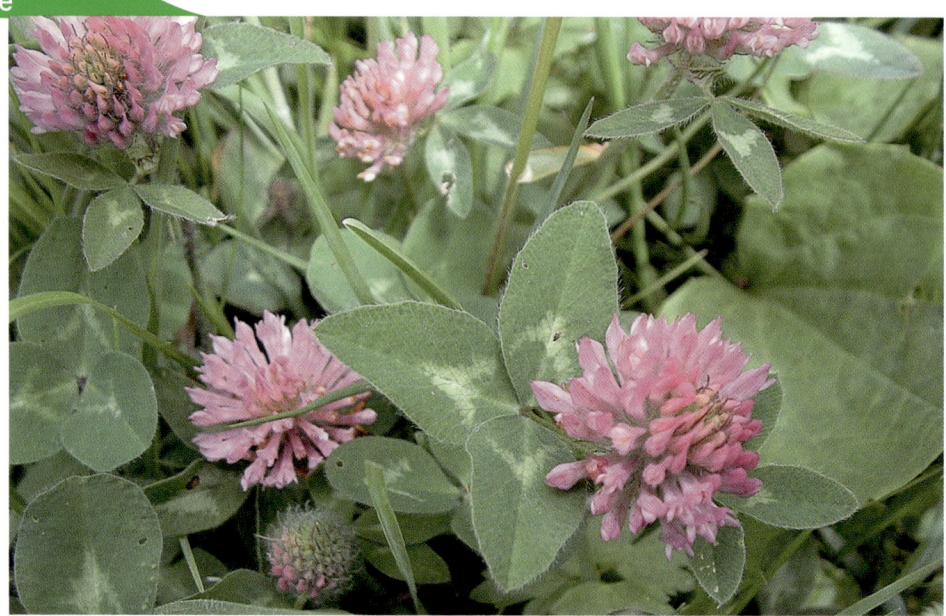

Klee, Wiesenklee, Rotklee (Trifolium pratense) Schmetterlingsblütler

Das „Drei-Blatt" ist jedem vertraut. Die Kleeblüten wirken reinigend und entschlackend und enthalten Gerbstoffe. Sie werden bei Husten und gegen Durchfälle eingesetzt.

Weniger bekannt ist, dass aus Kleeblüten Präparate gegen Wechseljahresbeschwerden gewonnen werden, weil sie östrogenähnliche Verbindungen enthalten. Auch hier ist ein milder Tee aus den Blüten zu empfehlen.

Die jungen Blätter sind eine gute Zugabe für spinatartiges Wildgemüse, die zerzupften Blüten können einen Salat verzieren.

Sicher hilft bei jedem Weh'
ein milder, wilder Kräutertee.

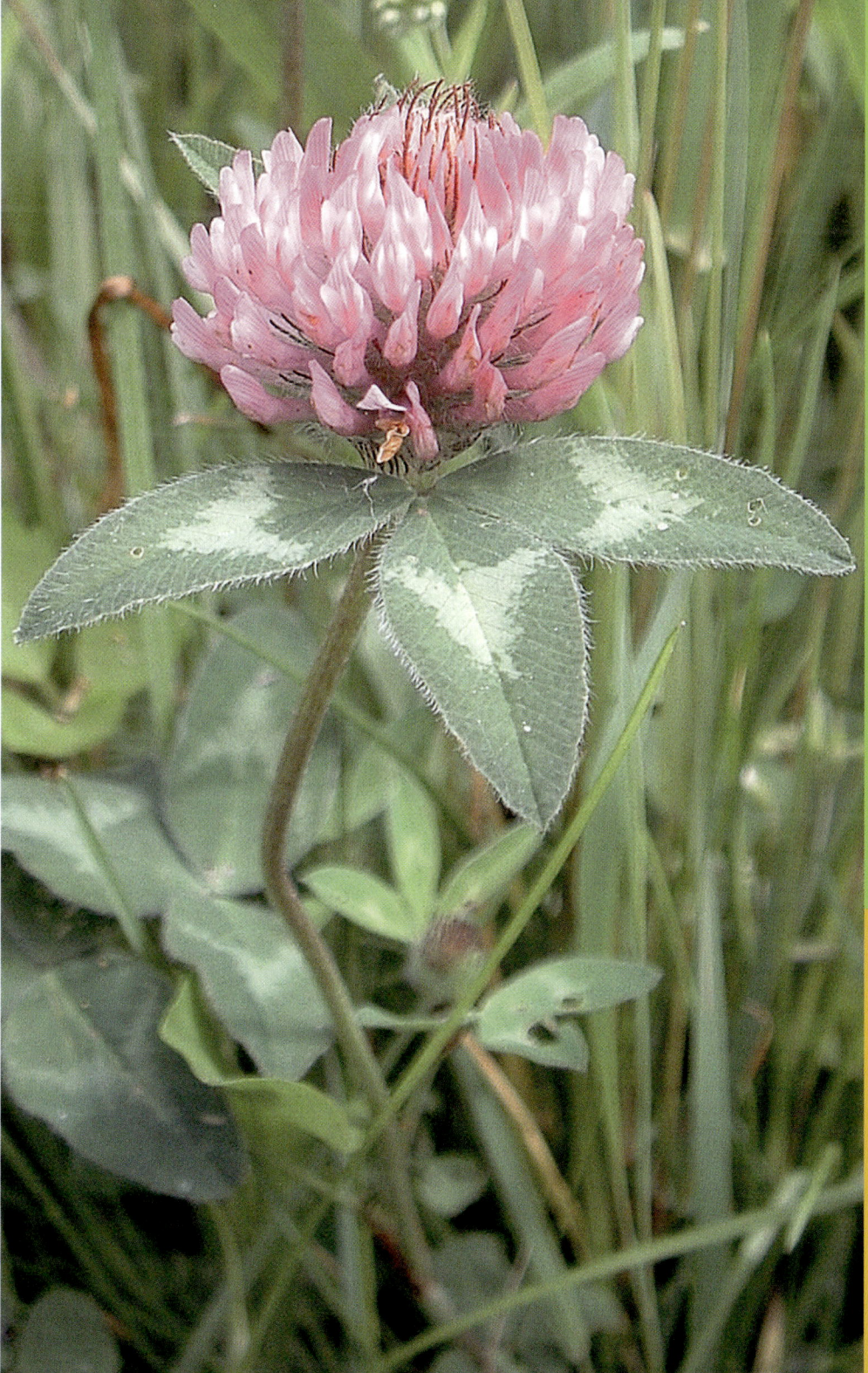

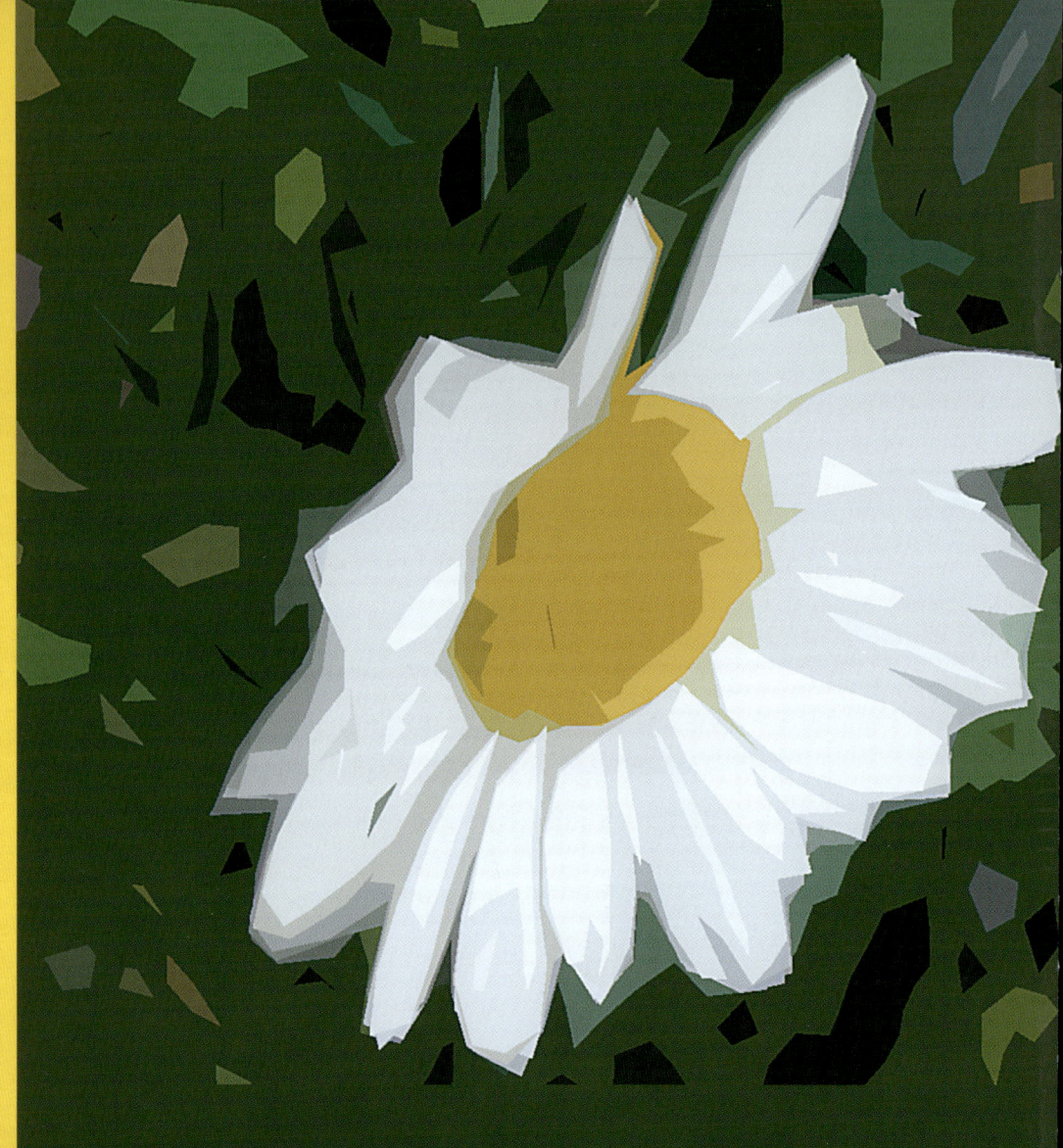

Im Sommer

Heilkräftige Wildpflanzen des Sommers

Zu den heilkräftigen Wildpflanzen des Sommers gehören u.a. das Johanniskraut, die Kamille, Mädesüß, Minze, der Schachtelhalm, Wermut und Beifuss.

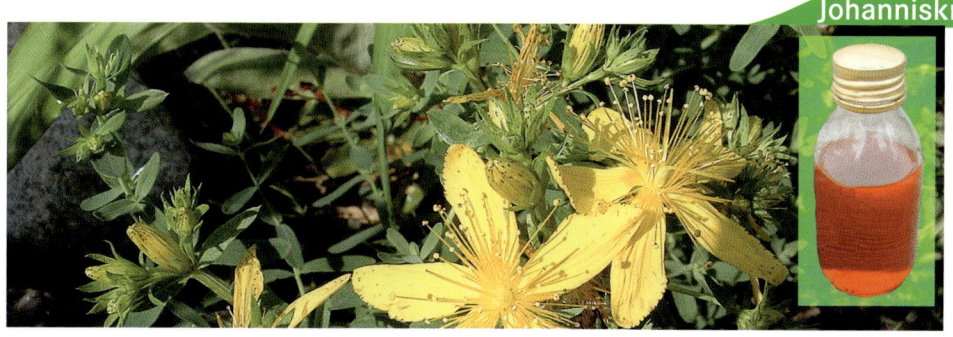

Johanniskraut (Hypericum perforatum) Hartheugewächs

„Hypericum" ist die botanische Fachbezeichnung, weil es früher „unter die Heidekräuter" (Erika) gezählt wurde. Die derben Stängel ergeben ein hartes Heu (Hartheu). „Perforatum" deutet auf die Öldrüsen der Blätter hin, die sie − gegen Licht gehalten − wie durchlöchert / getüpfelt erscheinen lassen (Tüpfel-Hartheu). „Johanniskraut" verweist auf den Beginn der Blüte: Es blüht um Johanni (24.Juni), dem Tag von Johannes dem Täufer, also zur Zeit der Sommersonnenwende, bis in den Spätsommer hinein. Johanniskraut gilt in der Mythologie als magischer Dämonenvertreiber (Fuga daemonum). Blutroter Saft tritt beim Zerdrücken der gelben Blüten aus (Hauptinhaltsstoffe: Hypericin und Hyperforin).

Aus den Blüten kann man sich leicht selbst eine Tinktur herstellen: Mit 38%igem klaren Alkohol übergießen, dass die Blüten bedeckt sind und unter wiederholtem Verschütteln ca. 14 Tage stehen lassen, Blüten ausquetschen, abfiltern. Wird dieser Vorgang wiederholt, d.h. dieser Extrakt auf eine neue Charge Blüten aufgegossen, kann man die Konzentration der Tinktur erhöhen. Analog kann man sich ein Rotöl selber herstellen, z. B. mit kaltgeschlagenem Oliven- oder Sonnenblumenöl. Die einfachste Zubereitung ist ein Tee aus dem frischen oder getrockneten Kraut (Sprossteile mit Knospen, Blüten und Blättern). Die traditionellen Anwendungen haben sich in neuen Forschungen als sinnvoll erwiesen.

Johanniskraut wirkt antidepressiv (insbesondere bei der Winterdepression), krampflösend, beruhigend, schmerzlindernd, wundheilend, antiviral und als Gallen- und Lebertonikum. Es ist vor allem bei Nervenschmerzen (Ischias, Gürtelrose, Trigeminusneuralgie, gequetschten Fingern, Steißbeinverletzung etc.) unverzichtbar.

Achtung:
Bei empfindlichen Personen kann die Lichtsensibilität erhöht werden.

Kamille (Chamomilla recutita, syn. Matricaria recutita) Korbblütler

Die botanische Fachbezeichnung ist abzuleiten von griech. „chamai"=am Boden liegend und „melon"=Apfel. Die Blüten verströmen einen apfelähnlichen Duft. Matricaria /Mutterkraut weist auf die traditionelle Verwendung in der Frauenheilkunde hin.

Die Kamille ist wohl die bekannteste Heilpflanze unserer Breiten. Von ähnlich aussehenden Arten unterscheidet man sie durch ihren typischen hohlen Blütenboden. Wichtigster Inhaltsstoff ist das ätherische Öl Azulen.

Kamille als Tee aufgebrüht wirkt entzündungshemmend, krampflösend, blähungstreibend, antiallergisch.

Äußerlich werden Salben und Öle zur Wundheilungsförderung, bei Ekzemen und auf juckende Haut aufgetragen.

Wirkungsvoll sind auch Bäder, Dampfbäder und Spülungen.

Eine Tasse Tee fördert die Schlafbereitschaft.

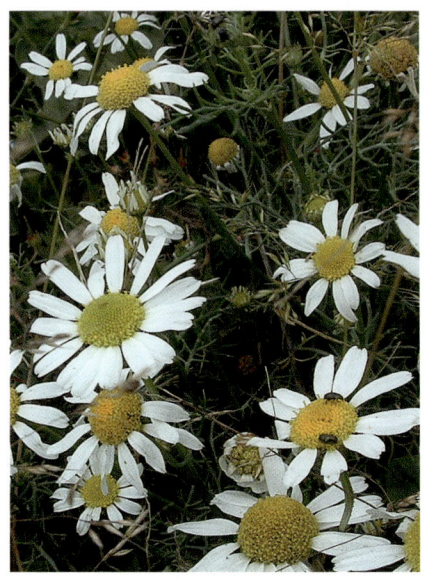

Man sollte Kamille aber nicht als ständigen Haustee verwenden, damit sie ein wirksames Medikament im Bedarfsfall bleibt.

Macht der Magenschmerz dich kille, Mensch, dann greif' nicht gleich zur Pille, sondern denke an Kamille!

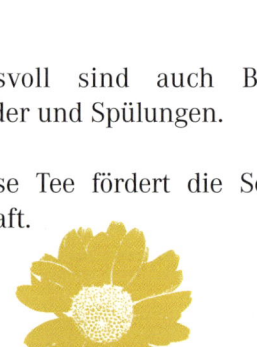

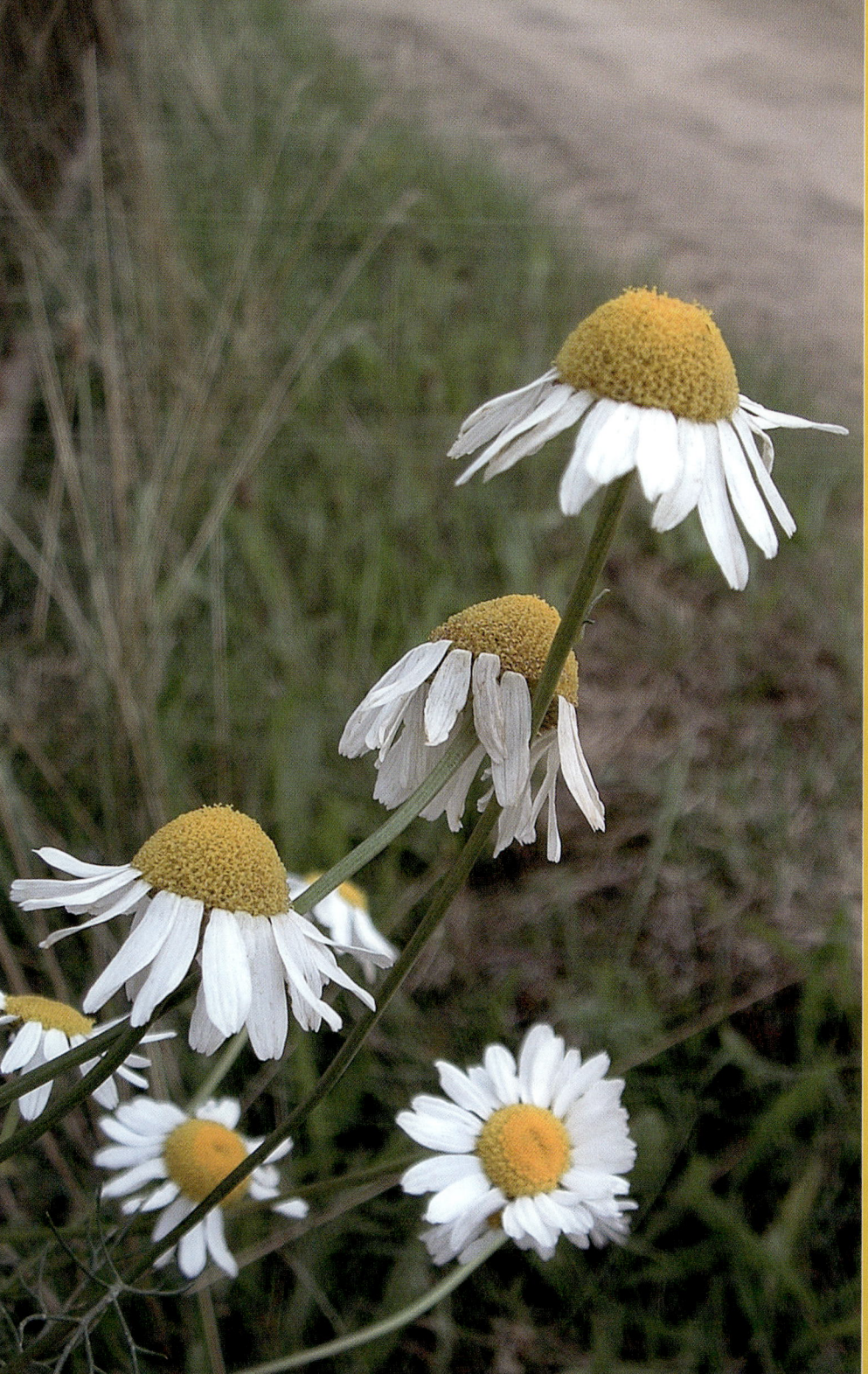

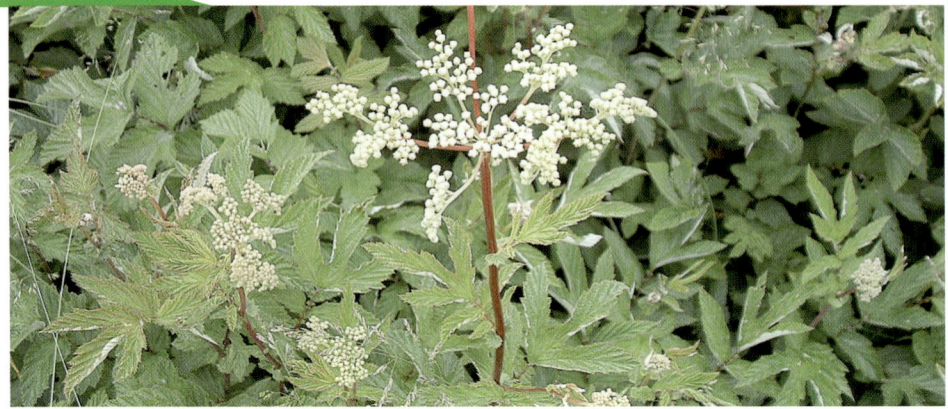

Mädesüß (Filipendula ulmaria = Spiraea ulmaria) Rosengewächs

Das Mädesüß verdankt seinen Namen dem Umstand, dass man es im Mittelalter zum Süßen und Aromatisieren von Met verwendete. Eine andere Deutung ist „Wiesensüß" (vom engl. Meadowsweet).

Die aus dem Mädesüß isolierte Salicylsäure wurde 1890 erstmals synthetisch hergestellt und zu „Aspirin" verarbeitet (s.o. „Spiraea").

Mädesüß ist ein gutes Beispiel dafür, dass sich die Wirkung von Heilpflanzen nicht einfach auf einzelne isolierte Substanzen zurückführen lässt. Im Gegensatz zum Aspirin, das in hoher Dosierung zu Magengeschwüren führen kann, schützt das Ensemble der Wirkstoffe im Mädesüß die Schleimhäute des Verdauungstraktes, während die enthaltene Salicylsäure entzündungshemmend wirkt.

So kann ein Mädesüß-Tee aus frischen oder getrockneten Blüten und Blättern Kopf-, Magen- und insbesondere auch Rheumaschmerzen lindern. Er wirkt zudem harntreibend und führt zu einer Verringerung des Säurespiegels im gesamten Körper, was sich auf arthritische Beschwerden günstig auswirkt.

Mädesüß mit den typisch duftenden cremefarbenen Blüten und den unpaarig gefiederten Blättern wächst an feuchten Standorten. Der blühende Spross wird im Hochsommer gesammelt und luftig getrocknet, damit die zahlreichen Insekten das Pflanzenmaterial verlassen.

Achtung:
Salicylsäure-Allergiker sollten auch beim Mädesüß vorsichtig sein.

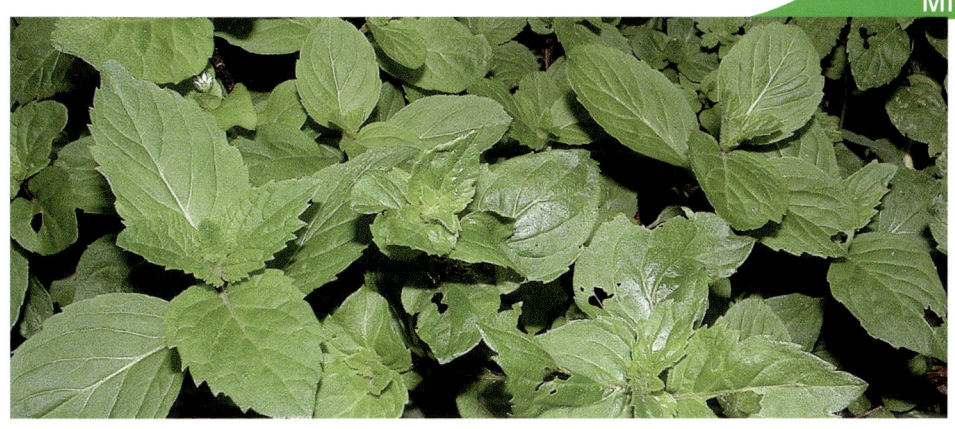

Minze (Mentha aquatica u.a. Arten) Lippenblütler

Nach der griechischen Sage wurde die Nymphe Minthe in die Pflanze verwandelt.

Die Wasserminze können wir als Wildtee verwenden bei Appetitlosigkeit, Blähungen, Durchfall und krampfhaften Schmerzen. Sie wirkt durch Anregung der Gallentätigkeit. Bei Magenentzündungen ist sie nicht geeignet.

Die Poleiminze (Mentha pulegium), die auch an feuchten Standorten wächst, sollte innerlich nur vorsichtig verwendet werden, bei Schwangerschaft und starken Periodenblutungen gar nicht.

Unterscheidung: Bei der Wasserminze stehen die Blüten kopfig gehäuft am Ende der Sprosse, bei der Poleiminze in Scheinquirlen etagenweise in den Achseln kleiner Laubblätter.

Äußerlich angewandt wirken verschiedene Minzöle schmerzlindernd und kühlend; z.B. bei Kopfschmerzen.

Es gibt sehr unterschiedliche Minzearten und Unterarten mit dem bekannten Minzeduft (Menthol), aber auch mit interessanten Zucht-Aromen, z.B. die wohlschmeckende Orangenminze oder die verblüffende „After-Eight-Minze".

Diese Minzearten können auch als Haustee verwendet werden.

Schachtelhalm, Acker-, Zinnkraut
(Equisetum arvense)
Schachtelhalmgewächs

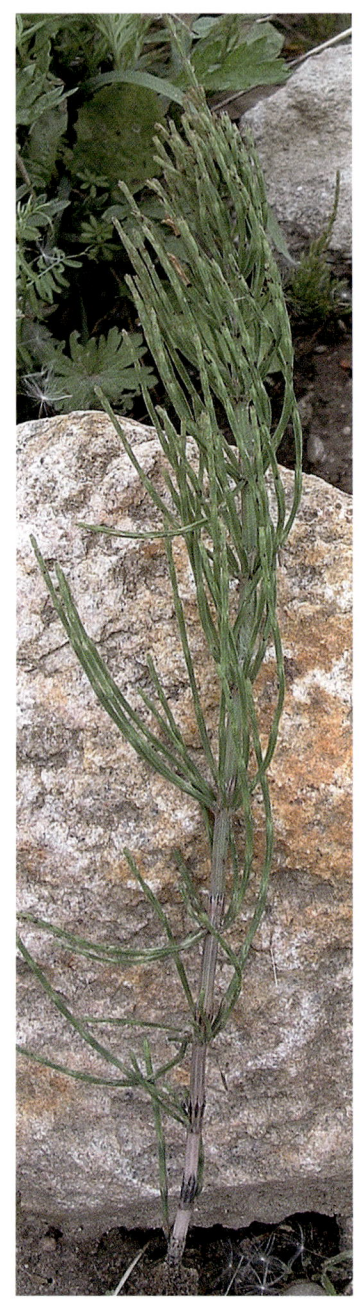

Der deutsche Name geht auf die charakteristisch geschachtelten Stängel zurück, die botanische Fachbezeichnung auf lat. „equus" = Pferd und „seta" = Borste, Haar, aufgrund der äußerlichen Ähnlichkeit mit einem Pferdeschwanz. Zudem gibt es den gebräuchlichen Namen Zinnkraut, weil sich das Kraut wegen der Kieselsäurekristalle wie feines Sandpapier anfühlt und zum Reinigen von Zinngefäßen eignet.

Die schwarzen Wurzeln wachsen sehr tief im Boden. Im Frühjahr treiben die bräunlichen Fruchtsprosse mit der Sporenähre an der Spitze. Gesammelt werden erst die grünen, quirlförmig angeordneten Sommertriebe.

Für die innere Anwendung nimmt man nur den Ackerschachtelhalm, äußerlich angewendet eignen sich auch andere Arten.

Schachtelhalm wird in kaltem Wasser angesetzt, einige Stunden ziehen gelassen und dann etwa 15 Minuten zum Köcheln gebracht. (Tee)

Das schon lange in der Volksheilkunde geschätzte Kraut hat wissenschaftlich nachgewiesene Wirkungen. Es ist harntreibend, bindegewebsfestigend und regt den Hautstoffwechsel an.

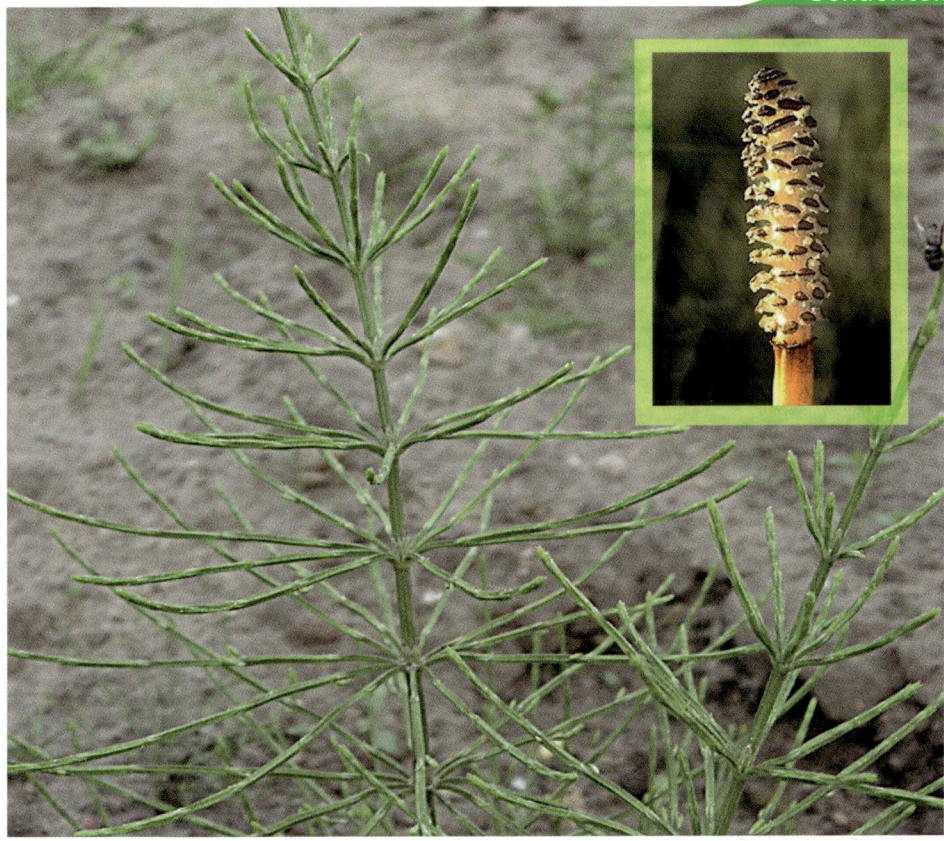

Schachtelhalm wird eingesetzt bei chronischen Erkrankungen der Atemwege und der Blase/ der Nieren zur Festigung des Gewebes. Zudem wirkt es blutstillend bei z.B. Nasen-, Magen-, Gebärmutter-, Hämorrhoidalblutungen.

Auch ist es ein gutes Mittel gegen Schweißfüße (Fußbäder), da es gegen übermäßiges Schwitzen wirkt.

Schachtelhalm-Dunstumschläge (in ein Sieb über kochendes Wasser geben; das heiße weiche Kraut in einen Leinentuch packen und auf die kranke Stelle auflegen; warm halten!) und Sitzbäder können bei Geschwülsten und Verhärtungen wachstumshemmend und zum Teil auch abbauend wirken.

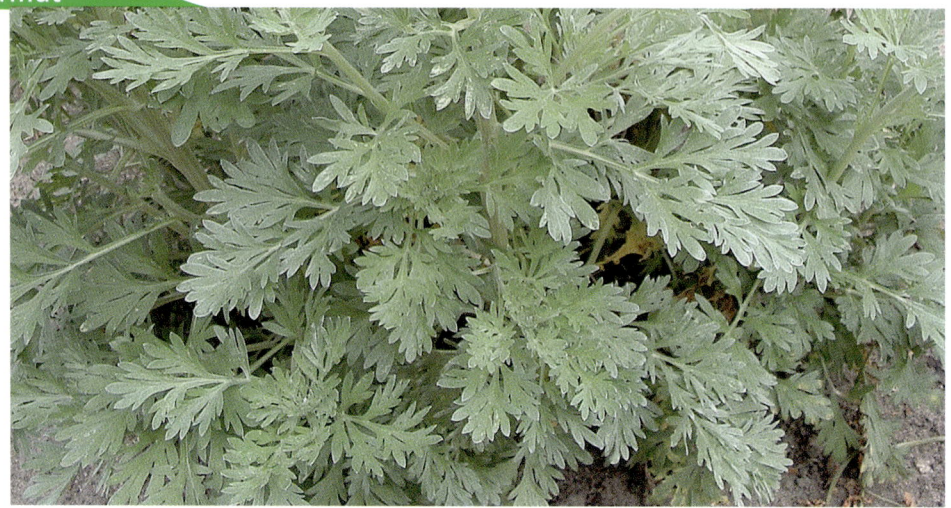

Wermut und Beifuß (Artemisia absinthium und vulgaris) Korbblütler

Die griechische Göttin Artemis ist die Beschützerin der Gebärenden. Der Name Wermut hat wahrscheinlich mit der englischen Bezeichnung „wormwood" eine gemeinsame Wurzel, was darauf hinweist, dass aus manchen Artemisia-Arten ein Wurmmittel bereitet wurde.

Allerdings steckt auch „warm" darin. Sowohl der Wermut hat innerlich wärmende Kraft (wirkt tonisierend und krampflösend auf Magen und Gallenwege) als auch sein „Bruder" Beifuß, der in der chinesischen Medizin eine wichtige Rolle bei der Moxibustion spielt. Das getrocknete und zu Zigarren gepresste Kraut wird in Körpernähe abgebrannt. Die dabei entstehende entkrampfende Wärme dringt tief ins Gewebe und wird dort gespeichert.

Wermut- und Beifußsträuße werden in der Zeit des Aufblühens im August gesammelt. Der Wermut besitzt die typischen aromatischen Bitterstoffe, die verdauungsfördernd wirken. Man kann einen Tee brühen (vorsichtig dosieren) oder ihn in Alkohol ansetzen.

Der Beifuß ist das typische Gänsebraten-Gewürz, denn er hilft bei der Fettverdauung. Aber er kann noch mehr. Wenn kalte Füße ein Problem sind, aber auch z.B. bei gynäkologischen Verkrampfungen kann man einen heißen Aufguss machen und dem Badewasser zufügen oder als Kompresse lokal verwenden. Die entkrampfende Wärme bleibt dann länger im behandelten Körperteil. Mit solchem Fußbad wird auch mancher Erkältung vorgebeugt.

Den Kopf halt' kalt, die Füße warm,
das macht den besten Doktor arm.

Die jungen Beifußtriebe sind eine Bereicherung der Wildgemüsezubereitungen. So lange sie sich leicht mit den Fingern pflücken lassen, sind sie zart genug.

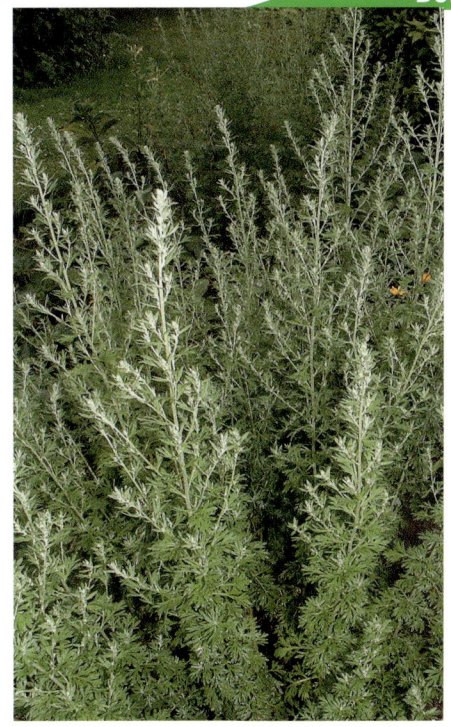

Hier sollen die Ausführungen zu den wichtigsten Wildpflanzen enden. Diese Definition ist subjektiv und aus eigener Erfahrung gewachsen. Vielleicht werden Sie aus Ihrer Umgebung und Ihrem Geschmack andere Vorlieben entwikkeln?

Doch sollen durchaus noch Angaben zu weiteren Wildpflanzen folgen, die nicht näher erläutert werden, aber ebenso wie noch andere zu den gut verwertbaren wilden Pflanzen gehören.

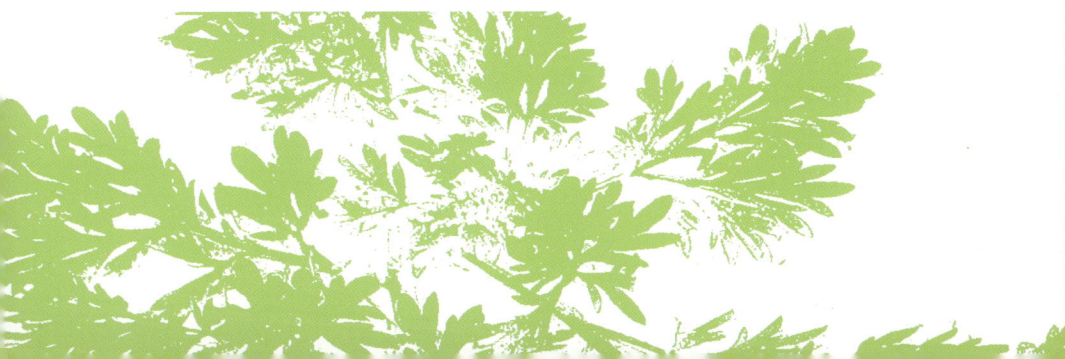

Weitere verwendbare Wildpflanzen - Kurzbeschreibung

Bachbunge
Veronica beccabunga
Rachenblütler

am Wasser wachsend, runde, fleischige Stängel, breitelliptische, kaum gesägte, saftige Blätter, später blaue Blüten

Junge Triebe im April/ Mai für Salate, Gemüse, blutreinigend, harntreibend, vitaminreich, zur „Frühjahrskur", aber nicht z u v i e l

Bärlauch
Allium ursinum
Liliengewächs

Regional in feuchten, schattigen Laubwäldern, Knoblauchgeruch der Blätter
Achtung: Verwechslungsgefahr!

Blätter für Salate, Soßen, Suppen, als Gewürz; reinigend, antibiotisch

Beinwell
Symphytum officinale
Borretschgewächs

Wiesen, Grabenränder, violette oder weißl. traubige Blüten,
Stängel u. Blätter borstig behaart

Junge Blätter für Gemüse, eiweißhaltig, Knochen- („Bein") u. Wundheilung (Brei aus Blättern), Parodontose (Wurzelextrakt)

Birke, Hängebirke
Betula pendula
Birkengewächs

weißliche Rinde, herabhängende Zweige

Junge Blätter im Mai essbar, für einen Tee trocknen: harntreibend, blutreinigend, bei Rheuma, Gicht, Nieren- u. Blasenleiden

Bocksbart, Wiesenbocksbart
Tragopogon pratense
Korbblütler

Blätter grasähnlich linealisch lang, Blüten der 2jährigen Pflanze wie „Löwenzahn auf Stelzen" aussehend

Junge Blätter, Knospen mit Stängelspitzen und Wurzeln (Ende des 1.Jahres) als Gemüse

Brombeere u. Himbeere
Rubus fruticosus u. idaeus
sowie Walderdbeere, Fragaria vesca
Rosengewächs

Blätter und Früchte der diversen wildwachsenden Unterarten werden verwendet

Junge Blätter aller Arten als guter Haustee, auch Dauergebrauch. Fermentierung: Anfeuchten nach dem Trocknen

Buche
Fagus sylvatica
Buchengewächs

Feuchte Wälder
„Fagus"=phagein=essen

Bucheckern roh (wenige) und geröstet (beliebig) essbar; sehr junge Blätter (leicht säuerlich) zu Salaten etc.

Eiche, Trauben- u. Stiel
Quercus petraea u. robur
Buchengewächs

Wald, Waldrand, junge Rinde relativ glatt u. grau, ältere grobrissig, dunkel

Eichenrinde von jungen, glatten Ästen schälen, trocknen: Gerbstoffgehalt! Abkochung (ca.15 Min.) für Umschläge bei Hautunreinheiten, Drüsenschwellung; Eichenrinden-Sitzbäder bei Hämorrhoiden; geröstete gemahlene Eicheln: „Kaffee" gegen Durchfälle

Heidelbeere/ Blaubeere
Vaccinium myrtillus
Heidekrautgewächs

Wald, saure Humusböden,
niedriger Halbstrauch mit ovalen, fein gezähnten Blättern: vor der Blüte sammeln, trocknen; blaue Beeren

Blätter: Diabetes, Magen-Darm-Katarrhe, Harnblasenentzündung. Getrocknete Beeren: Gegen Durchfall, antibakteriell. Frische dagegen leicht abführend!

Kerbel, Wiesenkerbel
Anthriscus sylvestris
Doldengewächs

Wiesen, Gebüschen, über 1m hoch werdend, 2-3fach gefiederte Blätter, weiße Blütendolden.
Achtung: Verwechslungsgefahr!

Wer sie sicher erkennt, kann die zarten Blätter im zeitigen Frühjahr als „Spinat" verwenden.

Kohldistel
Cirsium oleraceum
Korbblütler

Feuchte Wiesen,
stachellose Distel mit Grundrosette, Blattansatz am Stängel mit 2„Ohren", blassgelbe Korbblüten

Sehr junge Blätter als Salat, etwas ältere als Gemüse („Kohl")

Nelkenwurz, Stadtnelkenwurz
Geum urbanum
Rosengewächs

Wegränder, Wälder, Schuttplätze, (urbs – Stadt), fünf gelbe Blütenblätter, zwischen denen die Kelchblätter sichtbar sind

Junge Blätter im April/ Mai als Gemüse, Seitenwurzeln als Gewürz wie „Nelke" verwendbar

Quecke Agropyron repens, Süßgras	Acker, Wegränder, entfernt weizenähnlich	Wurzelstock mild harntreibend, fructose- und kieselsäurehaltig: bei Rheuma, Harnwegs- u. Hauterkrankungen, Diabetes
Rainkohl Lapsana communis, Korbblütler	Weg- u. Waldränder, Äcker bis zu 1 m hoch, blassgelbe Blüten	Junge Blätter (Febr.-Mai) der Grundrosette als Salat und Gemüse
Rose, Heckenrose, Hundsrose Rosa canina u.a. Rosengewächs	Trockene Felder, Wald- und Wegränder	Hagebutte als Tee, Suppe, Marmelade, vitaminreich, blutbildungsfördernd
Sanddorn Hippophae rhamnoides Ölweidengewächs	Küstendünen, Pflanzungen im Binnenland , dorniger Strauch, Blätter unterseitig silbergrau	Hoher Vitamin C- und Bioflavonoidgehalt der orangeroten Beeren
Schlehdorn Prunus spinosa, Rosengewächs	Hecken, vor dem Weißdorn blühend	Blüten Stoffwechsel anregend, mild abführend, hautreinigend, Schlehen nach 1. Frost ernten: Mus, Likör
Steinklee Melilotus officinalis Schmetterlingsblütler	Brachland. trockene Feldränder, bis 1,5 m hoch, traubenförmig stehende gelbe Blüten	Cumarin („Heu")-Duft, Tee bei Venenbeschwerden, Thromboseneigung, entzündungshemmend.Vorsichtig dosieren!
Stiefmütterchen Viola tricolor, Veilchengewächs	Acker	Stiefmütterchenkraut in Hautreinigungstees
Veilchen Viola odorata u.a. Arten Veilchengewächs	Schattige Wälder, Hecken	Blätter ohne Stiele zu Salat , Gemüse, schleimhaltig: Zum Eindicken von Suppen, Blüten essbar. Wurzeln hochdosiert brechreizerregend
Wasserhanf, Wasserdost, Kunigundenkraut Eupatorium cannabinum Korbblütler	An Gräben, in feuchten Wäldern, Wiesen, über 1 m hoch, rosa/purpurn blühend	Aufblühender Spross, getrocknet als Kaltauszug: Immunstimulans gegen Virus- u.a. Infekte, Grippe
Wegwarte Cichorium intybus Korbblütler	Wegränder, Brachland, auf lehmigen Böden, einzeln an den Blattachseln sitzende strahlend blaue Blüten	Junge Blätter für Spinat; Zucht unter Lichtabschluss: Chicorée, Wurzel geröstet: Zichorienkaffee stoffwechselanregend
Weide, Silberweide Salix alba Weidengewächs	Feuchte Standorte, auch andere Weidenarten werden verwendet	Rinde von jungen Zweigen geschält mit viel Salicylsäure („Salix"): entzündungs- und schmerzhemmend, fiebersenkend, antirheumatisch
Weidenröschen, schmalblättriges Epilobium angustifolium Nachtkerzengewächs	Brachland, Waldränder bis 1,5 m hoch werdend, purpurrote Blüten in endständigen Blütentrauben	Schmale Blätter zu „Iwanstee" verarbeitet: Bei Durchfall, Reizdarm, beruhigend
Weidenröschen, kleinblütig Epilobium parviflora Nachtkerzengewächs	Acker	Prostatabeschwerden volkstümlich
Ziest, Waldziest Stachys sylvatica Lippenblütler	Wälder, Gebüsche	Junge Triebe an Salate und Gemüse, beim Zerrreiben „steinpilzartig"

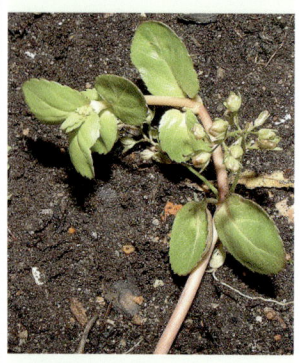

Bachbunge
Veronica beccabunga
Rachenblütler

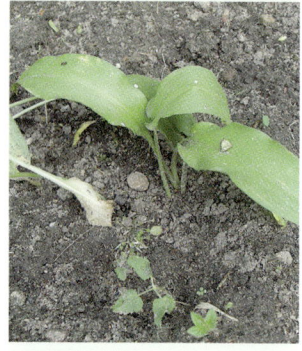

Bärlauch
Allium ursinum
Liliengewächs

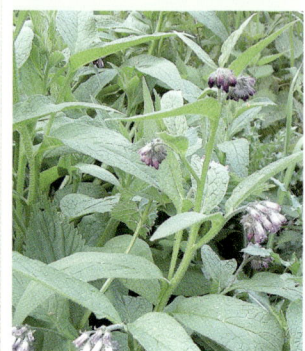

Beinwell
Symphytum officinale
Borretschgewächs

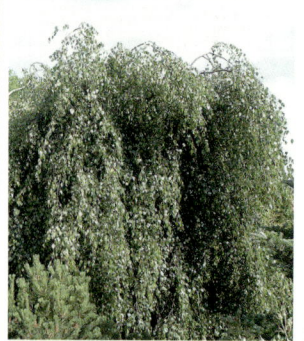

Birke, Hängebirke
Betula pendula
Birkengewächs

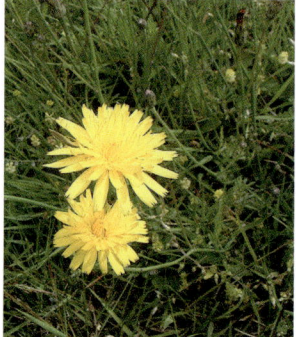

Bocksbart, Wiesenbocksbart
Tragopogon pratense
Korbblütler

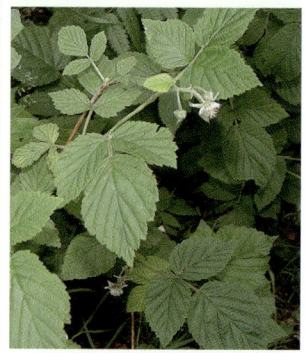

Brombeere u. Himbeere
Rubus fruticosus u. idaeus
sowie Walderdbeere, Fragaria vesca
Rosengewächs

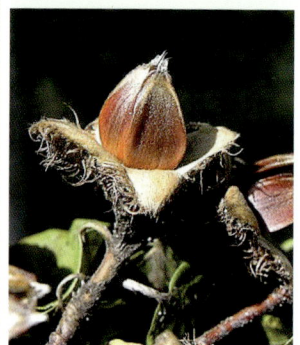

Buche
Fagus sylvatica
Buchengewächs

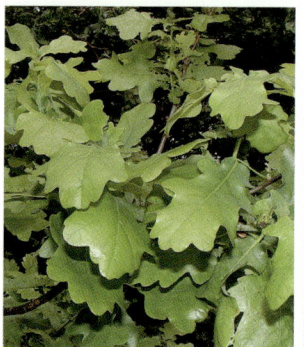

Eiche, Trauben- u. Stiel
Quercus petraea u. robur
Buchengewächs

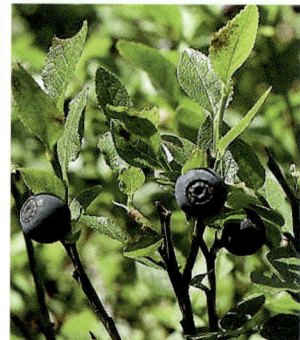

Heidelbeere/ Blaubeere
Vaccinium myrtillus
Heidekrautgewächs

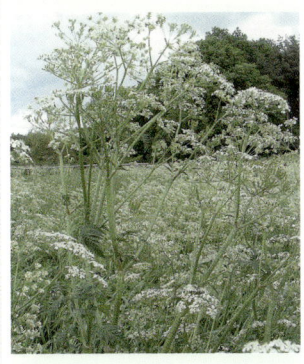

Kerbel, Wiesenkerbel
Anthriscus sylvestris
Doldengewächs

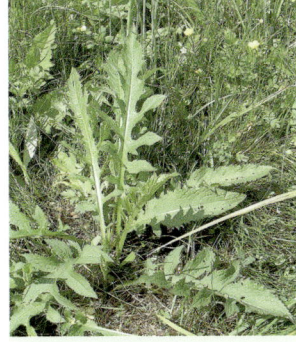

Kohldistel
Cirsium oleraceum
Korbblütler

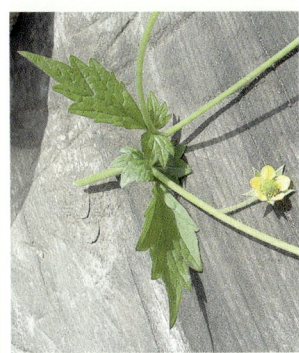

Nelkenwurz, Stadtnelkenwurz
Geum urbanum
Rosengewächs

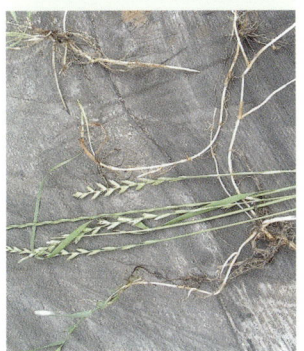

Quecke
Agropyron repens,
Süßgras

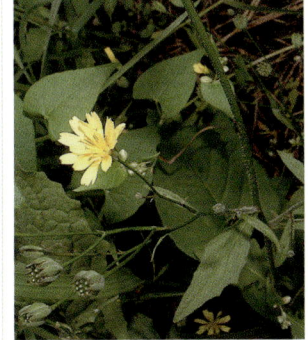

Rainkohl
Lapsana communis,
Korbblütler

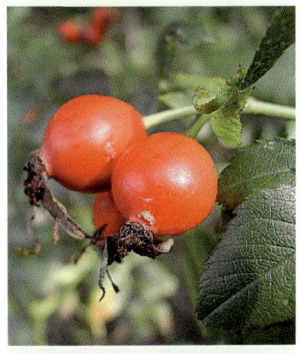

Rose, Heckenrose, Hundsrose
Rosa canina u.a.
Rosengewächs

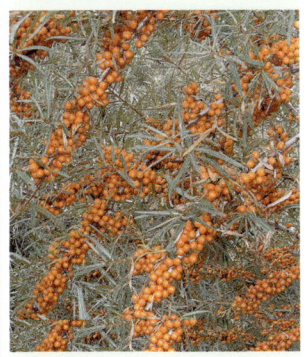

Sanddorn
Hippophae rhamnoides
Ölweidengewächs

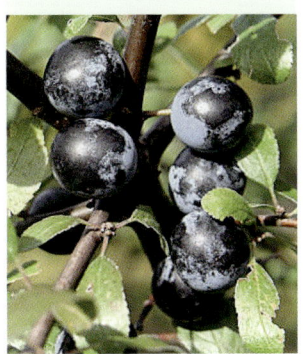

Schlehdorn
Prunus spinosa, Rosengewächs

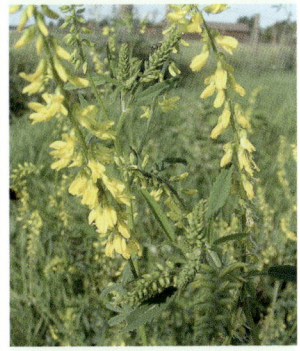

Steinklee
Melilotus officinalis
Schmetterlingsblütler

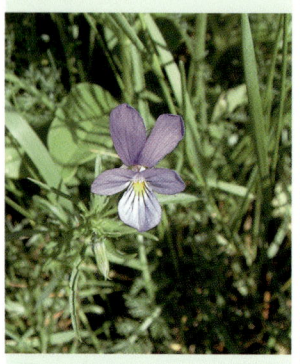

Stiefmütterchen
Viola tricolor, Veilchengewächs

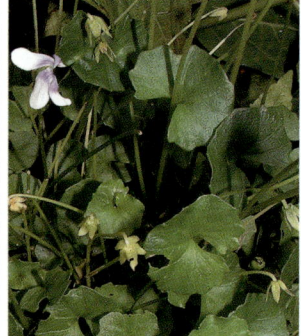

Veilchen
Viola odorata u.a. Arten
Veilchengewächs

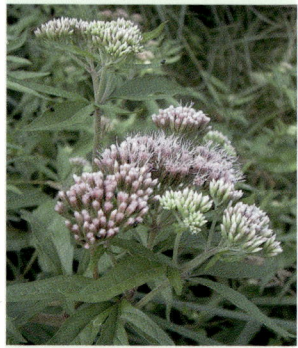

Wasserhanf, Wasserdost, Kunigundenkraut
Eupatorium cannabinum
Korbblütler

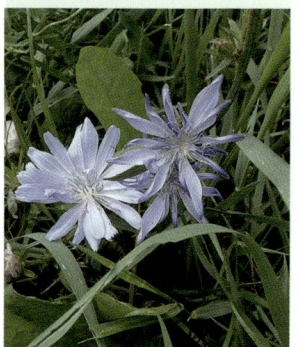

Wegwarte
Cichorium intybus
Korbblütler

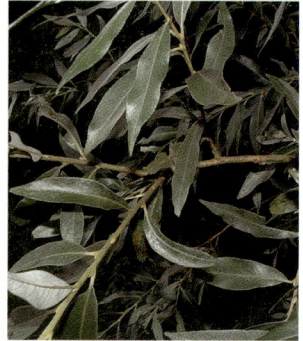

Weide, Silberweide
Salix alba
Weidengewächs

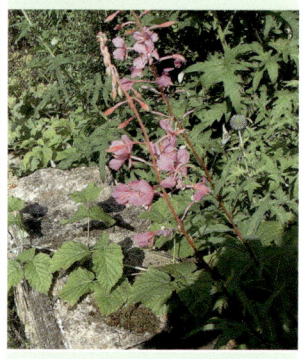

Weidenröschen, schmalblättriges
Epilobium angustifolium
Nachtkerzengewächs

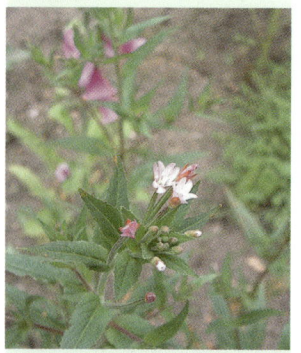

Weidenröschen, kleinblütig
Epilobium parviflora
Nachtkerzengewächs

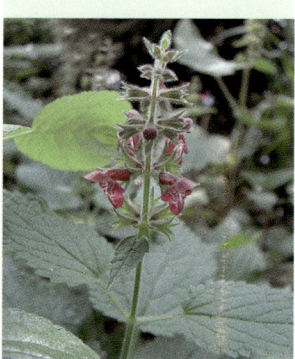

Ziest, Waldziest
Stachys sylvatica
Lippenblütler

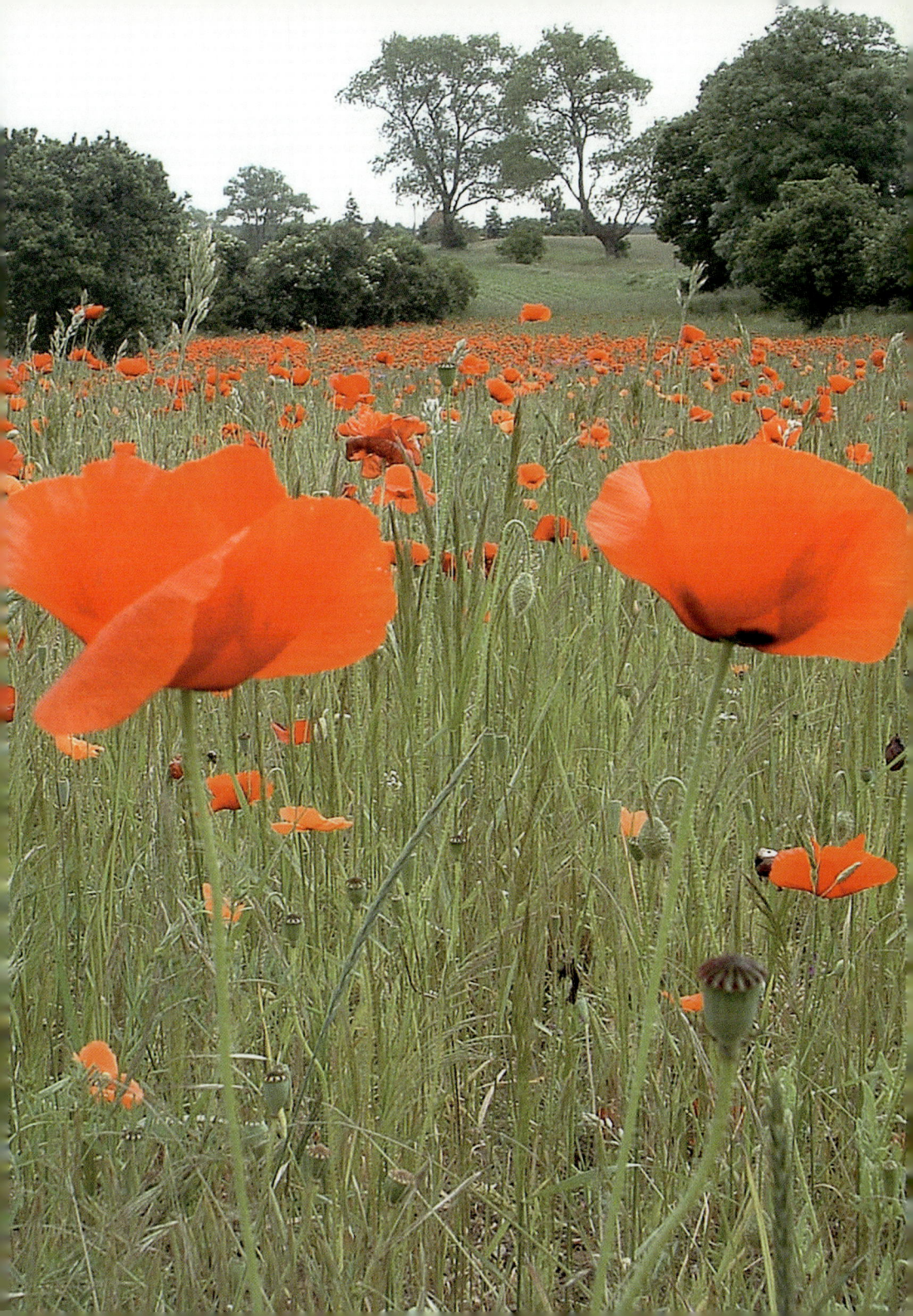

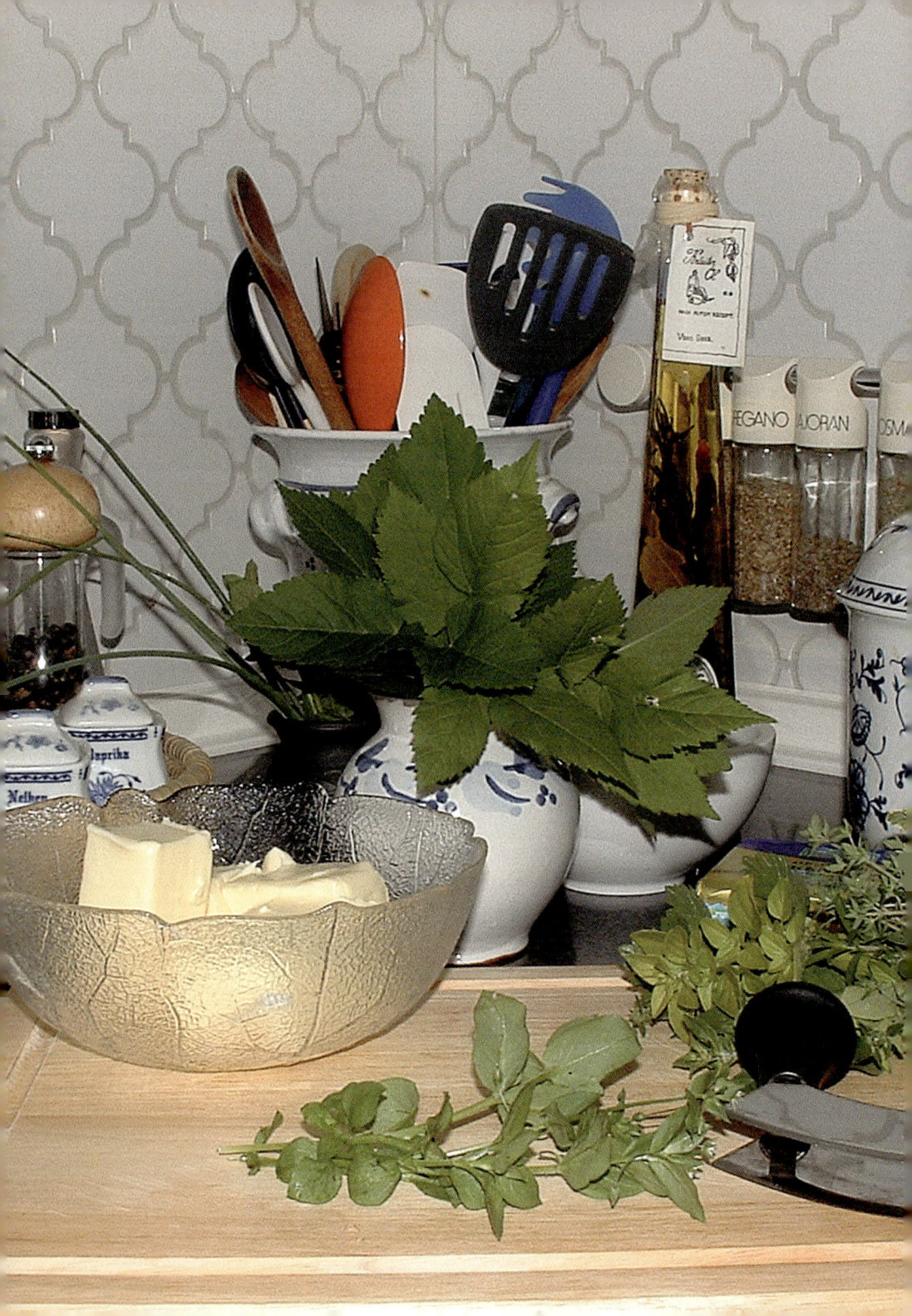

Küchenrezepte

Dieser Rezeptteil soll Anregungen für eigenes Ausprobieren geben. Deshalb wurde weitgehend auf genaue Mengenangaben verzichtet.

Lassen Sie sich einfach überraschen!

Generell gilt: Zurückhaltend würzen, damit der Eigengeschmack der Kräuter besser zur Geltung kommt.

Werden Sie selber kreativ! Prüfen Sie, was Ihnen persönlich zusagt, denn die Geschmäcke sind ja bekanntlich verschieden.

Freuen Sie sich also auf Ihre eigenen Variationen und Neuentdeckungen!

Salate

Löwenzahnsalat
Frühlings-Mischsalat
Klettenstängel-Salat
(Pseudo-Schnippelbohnen)

Suppen

Neunersuppe
Huflattich-Kartoffelsuppe
Sauerampfersuppe, kräftig
Sommerliche Wildkräuter-Cremesuppe
Kürbiscremesuppe mit Wildkräutern

Hauptgerichte

Schafgarben-Rührei
Brennnessel-Spinat
Löwenzahnknospen
Hopfensprossen-"Spargel"
Löwenzahnwurzeln in Sesamsoße
Bärenklaustängel in Sauce Hollandaise
Wildspinat-Auflauf / Lasagne
Wildkräuter-Kartoffel-Gratin
Brennnessel-Giersch-Frikadellen
Weberiner Grüne Soße „nach Frankfurter Art"

Desserts

Bärenklaufrüchte-Sorbet
Minze-Quark-Creme
Huflattichkrapfen
Holunderblüten, gebacken
Holunderblüten-Parfait
Sauerampfer mit Sahnehäubchen

Sirup/Honig

Löwenzahnsirup
Huflattich-Blütenhonig
Holunderblütensirup
Fichtenspitzensirup, gekocht
Fichtennadelsirup, kalt

Getränke

Holunderblüten-Kaltgetränk
Holunderbeerpunsch
Waldmeisterbowle
Waldmeisterbowle, harmlose
Herzwein
Brennnesselsamen-Wein

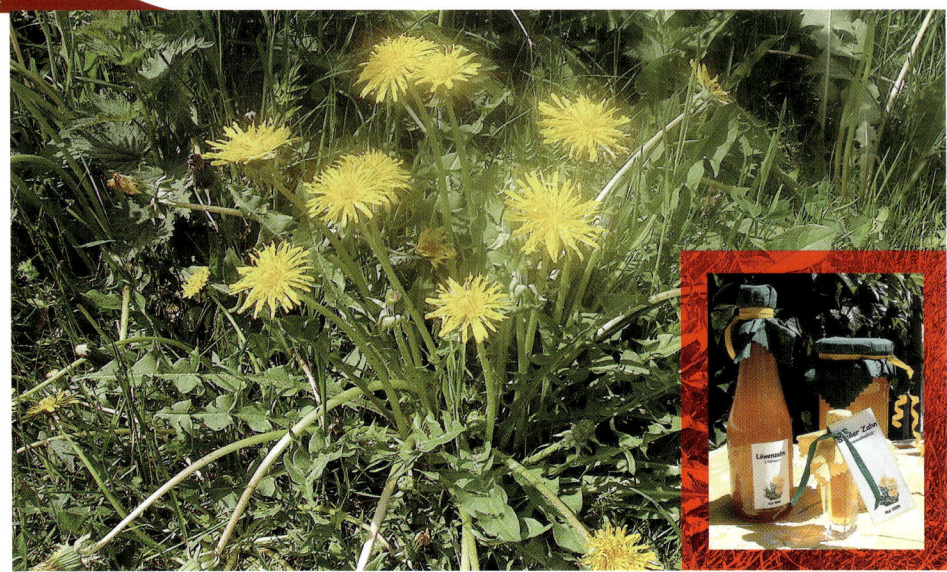

Löwenzahnsalat

Eine Salatsoße wird aus gutem, kaltgeschlagenen Öl, Essig (am besten: Aceto balsamico), Salz, Pfeffer und etwas Löwenzahnsirup oder Honig bereitet.

Auch Provencekräuter, etwas Schafskäse oder saure Sahne passen dazu.

Die zarten Löwenzahnblätter werden in Streifen geschnitten dazugegeben.

Zutaten:

Löwenzahnblätter,

Öl,

Essig,

Salz,

Pfeffer,

Löwenzahnsirup/Honig,

Provencekräuter,

Schafskäse,

Saure Sahne

Frühlings-Mischsalat

Die zarten Blattrosetten von Gänseblümchen, Klatschmohn, Hirtentäschel und
Feldsalat werden zu etwa gleichen Teilen
gesammelt und gründlich gesäubert.

Je nach Portionsgröße werden 1-2 Eier
mittelhart gekocht, geschält und klein
geschnitten.

In der Pfanne werden Sonnenblumenkerne
etwas geröstet.

Eine Marinade aus Öl, Essig oder Zitrone,
Salz (und bei Bedarf ein wenig Süße) anfer-
tigen und die Salatpflanzen, das Ei und die
Sonnenblumenkerne dazumischen.

Klettenstängel-Salat
(Pseudo -Bohnensalat)

Die jungen zarten Klettenstängel werden
in reichlich Wasser aufgekocht. Das bittere
Kochwasser wird verworfen.

Die Klettenstängel lässt man in wenig
Wasser zusammen mit Bohnenkraut und
etwas Salz etwa zehn Minuten lang köcheln.

Aus Öl, Essig (Zitrone), Salz und Pfeffer,
Bohnenkraut und etwas Löwenzahnsirup
(o.ä.) sowie einer feingeschnittenen
Zwiebel wird eine Marinade gemacht.

Die etwas abgekühlten Klettenstängel werden in „Schnippelbohnenlänge" (ca.1cm)
zerschnitten und untergemischt.

Zum Schluss wird frische gehackte
Petersilie (oder Giersch) dazugegeben.

Zutaten:

Gänseblümchen,

Klatschmohn,

Hirtentäschel, Feldsalat,

1-2 Eier,

Sonnenblumenkerne, Öl,

Essig oder Zitrone, Salz

*Der Wildsalat lässt sich beliebig
mit Schaumkraut-, Schafgarben-,
Brennnessel-, Scharbockskraut-,
Knoblauchsrauke-, Bachbunge-
blättchen, Gänseblumenblüten,
zarten Linden-, Buchen-, Birken-
blättern usw. variieren.*

Zutaten:

Klettenstängel,

Bohnenkraut, Salz, Pfeffer,

Öl, Essig oder Zitrone,

Löwenzahnsirup, Zwiebel,

Petersilie oder Giersch

*Lassen Sie Ihre Gäste raten, was
das für ein Gemüse ist!*

Neunersuppe für „Grün"Donnerstag

Die Frühlingskräutermischung besteht aus etwa zur Hälfte Brennnesseln, zum Viertel Giersch und dem restlichen Viertel aus Taubnesseln, Vogelmiere, Schafgarbe, Wegerich, Gänseblümchen, Gundermann und entweder Scharbockskraut, Brunnen-kresse oder Wiesenkerbel (so dass neun Kräuterarten enthalten sind).

Die gewaschenen Kräuter werden in kochen-dem, leicht gesalzenen Wasser blanchiert.

Eine große Zwiebel wird kleingehackt und in Butter angedünstet.

Das „zusammengefallene" Wildgemüse wird zur Zwiebel gegeben, kurz zusammen erhitzt und mit dem Passierstab zerkleinert.

Mit Salz, Pfeffer, Muskat und einem Klecks frischer Butter, saurer Sahne, Schmand oder Crème fraîche abschmecken und nochmals mit dem Passierstab „sahnig" schlagen.

Je nach Geschmack und gewünschter Konsistenz der Suppe kann das Kochwas-ser oder reines Wasser dazugegeben wer-den, oder die Suppe wird mit Kartoffeln angedickt.

Besonders gesund wird das Gericht durch den Zusatz von einem Wildkräuter-Frischpresssaft, zu dem man einen Anteil der Kräuter vor dem Blanchieren abnimmt.

Zutaten:

Brennnessel, Giersch, Taubnessel, Vogelmiere, Schafgarbe, Wegerich, Gänseblümchen, Gundermann, Scharbockskraut oder Brunnenkresse oder Wiesenkerbel, Zwiebel, Butter, Salz, Pfeffer, Muskat, Saure Sahne, Schmand oder Crème fraîche

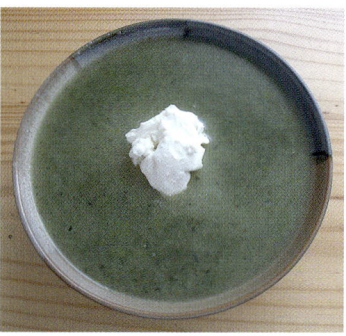

Diese Suppe am Gründonnerstag soll besonders kräftigend sein. Goethe, Humboldt und viele andere schworen auf ihre Neunersuppe! Auch die Redewendung „Ach, du grüne Neune!" ist auf diese Suppe zurückzuführen.

Huflattich-Kartoffelsuppe

5 feingeschnittene Zwiebeln werden in etwas Butter angedünstet.

Dazu werden Kartoffeln geschält und gewürfelt gegeben (etwa 1kg) und einige Minuten angedünstet.

2 Doppelhände voll zarter Huflattichblätter werden feingeschnitten und hinzugefügt.

Das Ganze wird mit 1-2 Liter leichter Gemüsebrühe aufgefüllt und mit Majoran und Salz gewürzt.

Noch ca. 15 Minuten schwach köcheln lassen, bis die Kartoffeln weich sind.

Schmand dazugeben und frische Petersilie darüber streuen.

Zutaten:

Huflattich, Zwiebeln, Kartoffeln, Gemüsebrühe, Butter, Majoran und Salz, Schmand und Petersilie

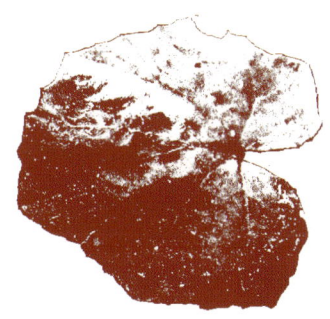

Sauerampfersuppe, kräftig

2 kleingeschnittene Zwiebeln werden in einem Esslöffel Butter hellbraun angedünstet.

Dazu werden feine Haferflocken gegeben, erhitzt und mit ca. 1 Liter Wasser aufgefüllt.

Eine Schüssel voll Sauerampferblätter wird gewaschen, etwas zerkleinert, untergerührt und noch etwa 10 Minuten schwach geköchelt.

Von der Herdplatte nehmen und mit Sahne, Eigelb, Salz, weißem Pfeffer, Muskat und etwas Basilikum abschmecken.

Zutaten:

Sauerampferblätter, Zwiebeln, Butter, Haferflocken, Eigelb, Salz, Pfeffer, Sahne, Muskat und Basilikum

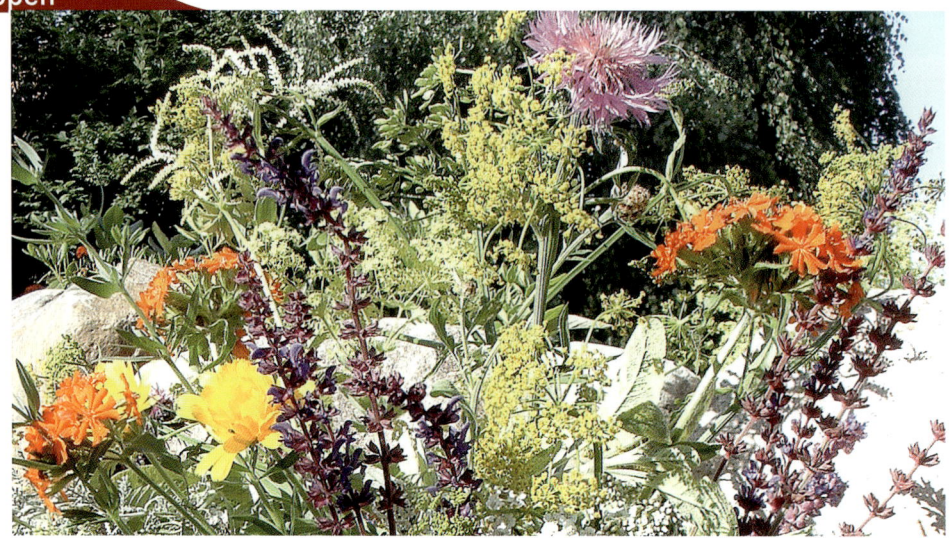

Sommerliche Wildkräuter-Cremesuppe

Ausgangsmaterial ist eine große Schüssel voll zarter Wildkräuter der Sommersaison: Melde und andere Gänsefußarten, Knöterich, Malven, Beifußspitzen, Bärenklau, Kohldisteln, Wegerich, Brennnesseln, Schafgarbe, Taubnesseln, Vogelmiere, Sauerampfer und Giersch (von gemähten Stellen)

Zubereitung wie Neunersuppe (mit angedünsteter Zwiebel, Salz, Pfeffer, Muskat und Schmand abschmecken). Bitterkeit des Kochwassers prüfen, wie viel dazugegeben werden kann. Eher vorsichtig sein, denn schmecken soll's ja auch!

Teller mit einem Klecks Sauerrahm und frisch gehackten Kräutern verzieren.

Mögliche Beilagen: Hirse, Grütze, Croutons

Zutaten:

Melde, Knöterich, Malven,

Beifußspitzen, Bärenklau,

Kohldistel, Wegerich,

Brennnessel, Schafgarbe,

Taubnessel, Vogelmiere,

Sauerampfer und Giersch,

Zwiebel, Salz, Pfeffer,

Muskat und Schmand

Kürbiscremesuppe mit Wildkräutern

Etwa 1 kg Kürbis wird geschält, entkernt und in Würfeln geschnitten.

3 dicke Möhren geputzt und in 1 cm dicke Scheiben geschnitten.

1 geschälte Zwiebel zerschnitten in 1 Esslöffel Butter angedünstet, dazu kommen etwa 4 gehäutete und zerkleinerte Tomaten.

Kürbis- und Möhrenstücke werden dazugegeben, sowie Kräutersalz, Gemüsehefebrühe und reichlich Curry.

Mit ungefähr 1500 ml Wasser auffüllen und ca.15 Minuten köcheln lassen.

Die Suppe wird püriert, Schmand, etwas Löwenzahnsirup oder ähnliches Süßungsmittel sowie frisch geriebener Ingwer dazugegeben, abgeschmeckt und nochmals mit dem Passierstab cremig geschlagen.

Als Clou kommen auf die orange-gelbe Cremesuppe portionsweise feingehackte Wildkräuter der Saison, alles was noch zart zu finden ist wie Blätter vom Gänseblümchen (auch Blüten), Löwenzahn, Giersch und Brennnesseln von gemähten Stellen, Vogelmiere, Gundermann usw.

Ein Augen- und Gaumenschmaus ist dieser Ausklang der Garten- und Wildkräuter-Saison!

Zutaten:

Kürbis, Möhren, Tomaten,

Gemüsehefebrühe, Zwiebel,

Butter, Löwenzahnsirup,

Kräutersalz, Curry,

Schmand,

Wildkräuter der Saison

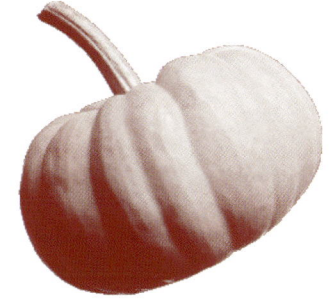

Schafgarbenrührei

4 Eier werden mit etwas Milch, Salz und Pfeffer verquirlt.

2 Doppelhände voll zarter Schafgarbenblätter werden in kaltem Wasser angesetzt, langsam zum Kochen gebracht und ca. 10 Minuten geköchelt. Das Kochwasser wird verworfen.

1 flacher Esslöffel voll Butter und 1 Esslöffel voll Olivenöl werden in der Pfanne erwärmt. Die feingeschnittenen Schafgarbenblätter werden einige Minuten bei schwacher Hitze angebraten, dann die verquirlten Eier dazugegeben. Bis zum Stocken der Eimasse wird unter ständigem Rühren weitergebraten.

Schmeckt gut zu Kartoffeln oder frisch getoastetem Brot!

Zutaten:

Schafgarbe,

Eier,

Milch,

Butter,

Olivenöl,

Salz, Pfeffer

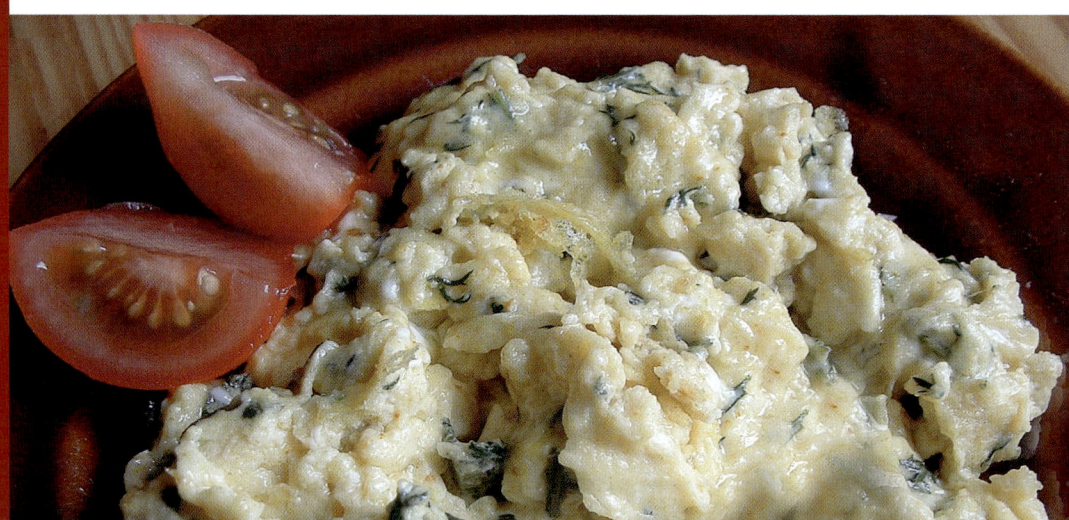

Brennnessel-Spinat

Eine große Schüssel mit zarten Brennnesseltrieben (obere 4 - 6 Blätter samt Spross) wird gewaschen und in Wasser oder Brühe portionsweise wenige Minuten gekocht, das zusammengefallene Gemüse abgeseiht und püriert oder gehackt.

1 Zwiebel und 1 Knoblauchzehe zerkleinert in heißem Butter-Ölgemisch (je 1 Esslöffel) dünsten.

Dazu 2 Esslöffel Mehl geben, einschwitzen und langsam so viel Kochwasser unterrühren, dass eine mitteldicke Soße entsteht.

Das Brennnessel-Gemüse wird zugegeben und mit Salz, Pfeffer, Muskat und Schmand abgeschmeckt.

Dieses Rezept kann man beliebig als „Mischspinat" variieren, z.B. mit Giersch, Melde, Klee.

Zutaten:

Brennnesseltriebe,

1 Zwiebel,

1 Knoblauchzehe,

Mehl, Butter, Öl,

Salz, Pfeffer, Muskat,

Schmand

Löwenzahnknospen

Die noch geschlossenen Löwenzahnknospen (optimale Zeit ist also kurz vor der großen Blüte im Frühjahr) werden gesammelt, gewaschen und trocken getupft und in heißer Butter kurz gedünstet.

Sie werden mit Salz, Pfeffer, Petersilie und etwas Zitronensaft abgeschmeckt. Auch können Sesamkörner oder Sonnenblumenkerne vorgeröstet und dann die Knospen dazugegeben werden.

Kann gut als verdauungsförderndes Vorgericht (Artischocken-Ersatz) gereicht werden!

Zutaten:

Löwenzahnknospen,

Butter,

Salz, Pfeffer,

Petersilie,

Zitronensaft,

Sesamkörner oder

Sonnenblumenkerne

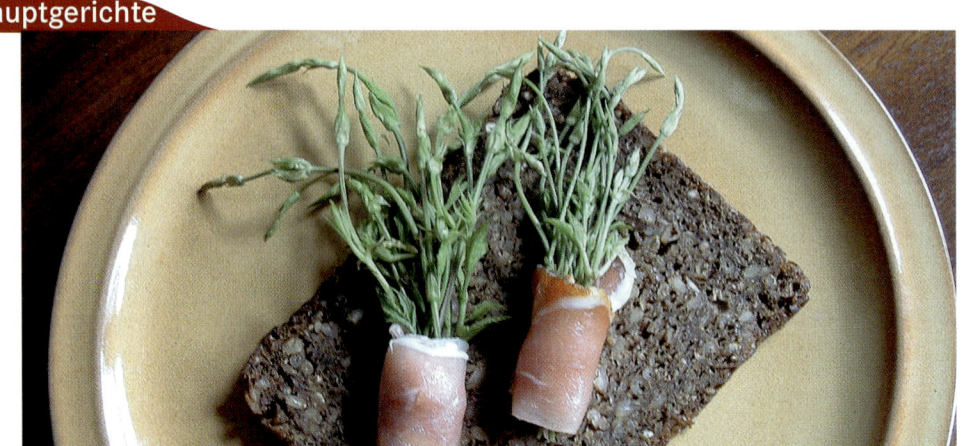

Hopfensprossen-"Spargel"

Die Hopfengerichte kommen selbst bei aus-
gesprochenen „Gemüsemuffeln", die ja
nicht selten Biertrinker sind, gut an. Die
zarten spargelähnlichen Triebe lassen sich
im Frühjahr leicht mit den Fingern pflücken, etwa 10 cm lang.

Sie werden nur kurz in leicht gesalzenem
Wasser gekocht (2 Minuten) und können
dann auf vielfältige Weise weiterverarbei-
tet werden:

Entweder nur in Butter geschwenkt oder in
Sauce Hollandaise (s. Bärenklaustängel)
oder in Omelettes gebacken oder als
Schinkenröllchen mit Hopfensprossen:

Hierzu werden die Sprossen etwa zu zehnt
auf eine Länge gebracht, mit einem Faden
umwickelt, als Ganzes etwa 3 Minuten
blanchiert und schließlich der Faden durch
eine hauchdünne Schinkenscheibe oder
Lachsscheibe ersetzt.

Zutaten:

Hopfensprossen,

Salz, Butter

Übrige Zutaten je nach

Weiterverarbeitungswunsch

Macht viel Arbeit,
kommt aber bestimmt gut beim
kalten Buffet an!

Löwenzahnwurzeln in Sesamsoße

Die Löwenzahnwurzeln werden im Herbst (dann haben sie im Gegensatz zum Frühjahr einen hohen Inulingehalt und wenig Bitterstoffe) ausgegraben, sauber geputzt und in daumenbreite Stücke geschnitten.

Unter Wasser mit ein paar Zitronentropfen bis zur Weiterverarbeitung aufbewahren, da sonst Braunfärbung.

Butter bzw. ein Butter-Ölgemisch wird erhitzt, darin werden die Sesamkörner und die etwa 1-2 cm langen Wurzelstücke angeröstet.

Bei leichter Bräunung Gemüsebrühe dazugegeben und 5-10 Minuten mit kleiner Flamme weich dünsten. Die Wurzelstücke sollten noch bissfest – „al dente" – sein. Je nach Geschmack kann Schmand dazugegeben werden.

Zutaten: Löwenzahnwurzeln, Zitrone,

Butter, Olivenöl, Sesamkörner, Salz, Gemüsehefebrühe

Das Gemüse schmeckt hervorragend zu Wildgerichten, aber auch vegetarisch als Beilage zu Getreidegerichten, z.B. Hirse oder Grütze oder Kartoffeln.

Bärenklaustängel in Sauce Hollandaise

Die zarten Stängel entweder der jungen Blätter oder der noch grünen Blütendolden werden geerntet, gewaschen und in 2 - 5 cm lange (je nach Faserigkeit) Stücke geschnitten.

Sie werden in wenig gesalzenem Wasser ca. 5 Minuten geköchelt.

Das wohlschmeckende Kochwasser wird unbedingt weiter verwendet.

Eine Sauce Hollandaise aus Eigelb, Schmand, wenig hellem Mondamin, Zitronensaft und etwas Löwenzahnsirup wird zum etwas abgekühlten Kochwasser gerührt.

Abschmecken und gegebenenfalls noch etwas Salz oder Muskat hinzufügen.

Zutaten: Bärenklaustängel, Eigelb, Schmand, helles Mondamin, Zitronensaft, etwas Süße z.B. Löwenzahnsirup, Salz, Muskat

Dazu junge Pellkartoffeln reichen: Ein exquisites Sommergericht!

Wildspinat-Auflauf /Lasagne

Eine sehr große Schüssel voll Wildkräuter wird – je nach Jahreszeit – gesammelt: Brennnesseln, Taubnesseln, Giersch, Wegerich, Melde, Schafgarbe, Huflattich-blätter, Gänseblümchen, Vogelmiere, Bärenklau, Kohldistel, Franzosenkraut, Rainkohl, u.a.

Waschen und in kochendem Salzwasser blanchieren und grob hacken oder nicht zu fein pürieren.

Eine Soße aus 1 Becher Schmand, 4 Eigelb mit etwas Eiweiß (oder ein ganzes Ei), Salz, weißem Pfeffer, Muskat und zerdrücktem Knoblauch (je nach Geschmack) sowie ein wenig Kochwasser herstellen.

1 Päckchen Vollkornnudeln, Spätzli oder andere bzw. selbstgemachte Nudeln wer-den „al dente" gekocht und in eine vorbe-reitete Form (z.B. ein Backblech mit hohem Rand mit etwas Butter und einer Knoblauchzehe ausgestrichen) gegeben.

Der Wildspinat wird über die Nudeln ver-teilt, die Soße dazwischen und darüber gegossen.
(Wenn es nicht rein vegetarisch sein soll, schmecken auch Schinkenwürfel über die Nudeln verteilt.)

Das Ganze wird mit einem Päckchen Käseraspeln bestreut und im vorgeheizten Backofen bis zur goldbraunen Färbung etwa 30 - 40 Minuten lang gebacken.

Zutaten:

Brennnesseln, Taubnesseln,

Giersch, Wegerich,

Meldearten, Schafgarbe,

Franzosenkraut,

Vogelmiere, Bärenklau,

Kohldistel, Rainkohl,

Huflattichblätter u.a.

1 Päckchen Vollkorn- oder andere Nudeln,

4 Eier, 1 Becher Schmand,

Salz, weißer Pfeffer,

Muskat,

3- 5 Knoblauchzehen,

1 Päckchen geraspelter Käse,

Butter,

falls gewünscht:

Schinkenwürfel

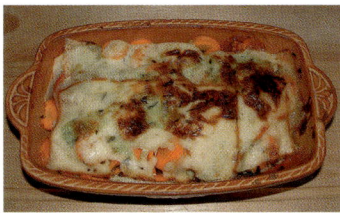

Das Gericht reicht für ca. 8 Personen und ist gut sättigend.
Je nach Geschmack passt Ketchup gut dazu, auch für das Auge als Farbkontrast!

Wildkräuter-Kartoffel-Gratin

Die Wildkräuter werden wie unter „Auflauf" bereitet.

Pellkartoffeln werden nicht zu weich gekocht, gepellt und in Scheiben geschnitten.

2-3 große Zwiebeln hacken und in eine vorbereitete Form (s.o.) geben.

Darüber kommt jeweils eine Schicht Kartoffeln und blanchierte Wildkräuter.

Ein Becher Crème fraîche wird mit Salz, weißem Pfeffer und wenig Kochwasser verrührt und darüber gegeben.

Alles wird mit Raspelkäse, ein paar Butterflocken und etwas Paniermehl bedeckt.

Schließlich wird so viel trockener Weißwein dazugegeben, dass fast alle Schichten bedeckt sind.

Im vorgeheizten Backofen etwa eine halbe Stunde bei 250 Grad goldbraun backen. Die Flüssigkeit sollte weitgehend aufgesogen sein.

Zum Essen kann der gleiche Weißwein gereicht werden.

Zutaten:

Für etwa 4 Personen:
Wildkräuter wie unter
„Auflauf", 1 kg
Pellkartoffeln,
2-3 große Zwiebeln,
1 Becher Crème fraîche,
Salz, weißer Pfeffer,
1 Päckchen Raspelkäse,
Butter, Paniermehl,
trockener Weißwein

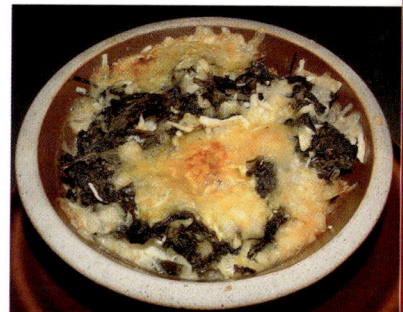

Brennnessel-Giersch-Frikadellen

Haferflocken knapp bedeckt in Milch einweichen,

Brennnesselblätter und Gierschblätter in wenig kochendem Salzwasser blanchieren, abseihen und grob zerkleinern.

1 Zwiebel klein schneiden und in wenig Butter goldbraun rösten. Alle Zutaten mit 1 – 2 Eiern mischen und mit Salz, Pfeffer, Muskat und Oregano abschmecken.

Frikadellen daraus formen (evtl. etwas Mehl dazunehmen), leicht mit Mehl bestreuen und in dem heißen Öl backen.

Zutaten:

Für 4-8 Frikadellen:

2 Hände voll Brennnesselblätter,

1 Hand voll Gierschblätter,

2 Tassen Haferflocken,

Milch,

1 große Zwiebel,

1- 2 Eier,

Salz, Pfeffer, Muskat,

Oregano,

Mehl, Olivenöl

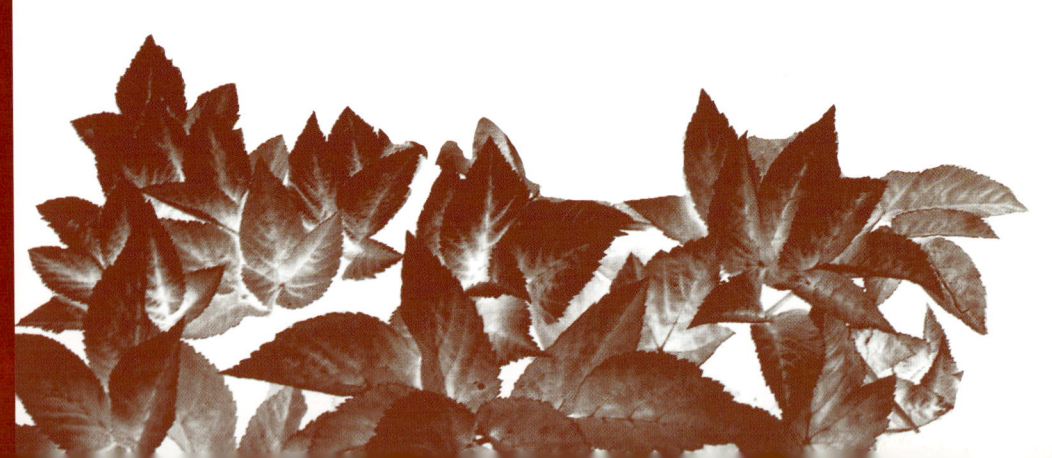

Weberiner Grüne Soße „nach Frankfurter Art"

Jeweils 100 g Magerquark, Schmand, Joghurt und Majonäse werden cremig verrührt, gesalzen, gepfeffert und mit etwas Löwenzahnsirup und Zitrone verfeinert.

5 Eier werden hart gekocht, 4 davon feinegehackt, 1 zur Dekoration belassen.

Zarte Kräuter der Saison werden gesammelt: Gänseblümchenblätter, Sauerampfer, Sauerklee, Brunnenkresse, Knoblauchsrauke, Schafgarbe, Brennnesselspitzen, aber auch Gartenkräuter wie Petersilie, Schnittlauch, Zitronenmelisse, Borretsch und Dill.

4 Doppelhände voll Kräuter werden gewaschen, feingehackt und – wie die zerkleinerten Eier – gut unter die Soße gemischt. Nochmals mit Salz und Pfeffer abschmecken!

Abschließend wird mit dem in Scheiben geschnittenen letzten Ei und einigen Kräutern dekoriert.

Zutaten:

Für 4 – 6 Personen:

4 Doppelhände voll zarter Kräuter der Saison:

Sauerampfer, Sauerklee,

Knoblauchsrauke,

Brennnesselspitzen,

Schafgarbe,

aber auch Gartenkräuter

wie Petersilie, Schnittlauch,

Zitronenmelisse, Borretsch,

Dill. Jeweils 100g

Magerquark, Schmand,

Naturjoghurt, Majonäse,

1 Zitrone,

Löwenzahnsirup oder andere Süße,

5 Eier,

Salz, Pfeffer

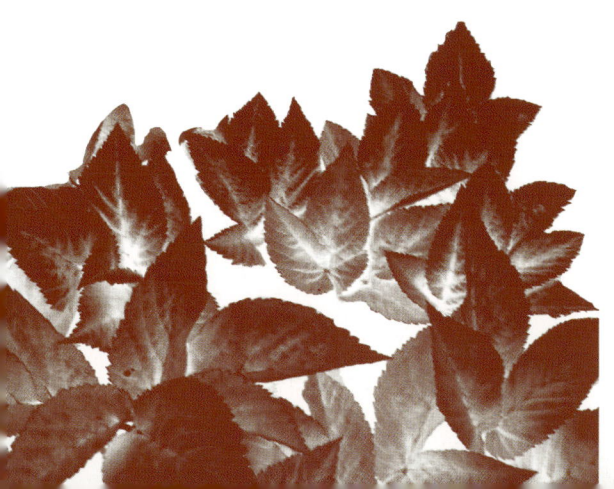

Zu Pellkartoffeln (und Leinöl), aber auch zu kalten Fleisch- und Fischgerichten reichen!

Bärenklaufrüchte-Sorbet

Die zarten, grünen Bärenklaufrüchte wer-den mit ca. 50 g Zucker und wenig Wasser mit dem Passierstab püriert.

Weitere 150 g Zucker sowie der Saft einer halben Zitrone und ein knapper halber Liter Wasser werden dazugemixt und kräf-tig durchgeschlagen.

In einer Schale ins Gefrierfach geben und die Sorbetmasse hin und wieder mit einer Gabel oder ähnlichem lockern, um zu große Kristallbildung zu verhindern.

Zutaten:

1 Esslöffel Bärenklaufrüchte,

200 g Zucker,

1/2 Zitrone,

Wasser

Die Bärenklaufrüchte können statt mit Wasser natürlich auch mit Schlagsahne zu einem Sahneeis verarbeitet werden.

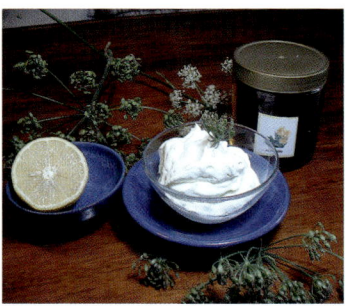

Minze-Quark-Creme

250 g Quark wird mit 4 Esslöffeln Joghurt und Honig verrührt.

125 g Schlagsahne steif schlagen und 1 Päckchen Vanillezucker dazugegeben.

Quark und Sahne mischen und mit etwa 1/2 Hand voll feingehackter Minzenblätter unterrühren.

Abschließend mit einigen Minzeblättchen dekorieren und kühl stellen.

Zutaten:

Minzenblätter,

250 g Quark,

4 Esslöffel Joghurt,

Honig oder

Löwenzahnsirup,

125 g Schlagsahne,

1 Päckchen Vanillezucker

Erfrischend für heiße Tage!

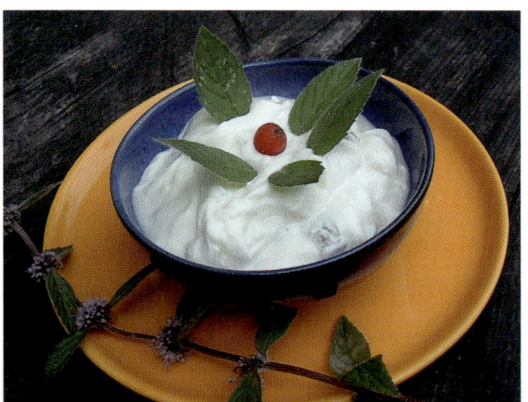

Holunderblüten, gebacken

10 Holunderdolden, die gerade aufblühen, pflücken, reinigen, Insekten entfernen!

Einen dickflüssigen Teig anfertigen aus 2 Eiern, 2 Esslöffeln Sonnenblumenöl, 4-5 Esslöffeln Mehl und 1 Teelöffel Backpulver (am besten Weinsteinbackpulver), 1 Tasse Milch, eine Prise Salz und etwas Löwenzahnsirup. Diesen Teig ca. 1 Stunde stehen lassen.

1/2 Liter Sonnenblumenöl in einem Topf erhitzen.

Die Blütendolde am Stiel festhalten, in den Teig tauchen und im heißen Öl goldgelb backen.

Auf Küchenpapier abtropfen lassen, evtl. mit wenig Puderzucker oder Zimt und Zucker bestreuen. Sofort servieren!

Zutaten:

10 Holunderdolden,

2 Eier,

Sonnenblumenöl,

4 – 5 Esslöffel Mehl,

1 Tasse Milch,

1 Teelöffel Backpulver,

1 Prise Salz,

etwas Löwenzahnsirup,

Puderzucker

Holunderblüten-Parfait

Die Eigelbe (von salmonellenfreien Hühnern!) werden mit dem Zucker und dem Holundersirup in einer Schüssel im Wasserbad warm und schaumig geschlagen und danach wieder kaltgeschlagen, am besten im kalten Wasser.

Die nicht zu fest geschlagene Sahne wird unter die erkaltete Masse gehoben und in Gefrierschalen tiefgekühlt.

Zutaten:

10 Eigelb,

160 g Zucker,

200 ml Holundersirup,

400 ml Schlagsahne

Huflattichkrapfen

Für den Teig das Bier, 1 Eigelb, Mehl, 1 Teelöffel Öl, 1 Prise Salz und die Hefe verrühren und an einem warmen Ort gehen lassen.

Das Eiweiß steif schlagen und unter den Teig heben.

1/2 Liter Öl in einem hohen Topf erhitzen.

Junge Huflattichblätter waschen, in Mehl wenden, in den Bierteig tauchen und im heißen Öl ca. 2 Minuten goldgelb backen.

Auf Küchenpapier abtropfen lassen. Sofort servieren!

Sauerampfer mit Sahnehäubchen

Eine große Schüssel Sauerampferblätter wird gewaschen und in etwa 1-2 Liter kochendes Wasser gegeben.

Die zusammengefallenen Blätter lässt man kurz aufkochen und püriert sie dann.

Man gibt einen Becher Schmand dazu sowie eine Messerspitze Natron und schmeckt dann mit Zucker ab.

Je nach gewünschter Konsistenz (mehr Pudding oder mehr Kompott) und Säure der Süßspeise, kann man noch einmal alles kurz zum Kochen bringen und Mondamin, Vanillepuddingpulver oder ein anderes Andickungsmittel dazugeben.

Ein paar Schlagsahne-Häubchen dekorieren das Dessert. Die Kuhfladen-ähnliche Farbe wird immer wieder als leicht gewöhnungsbedürftig empfunden.

Zutaten:
für Huflattichkrapfen

Junge fleckenlose Huflattichblätter,

1/8 Liter Bier,

1 Ei,

125 g Mehl,

1 Teelöffel Öl,

1 Prise Salz,

5 g Hefe,

1/2 l Öl

Zutaten:

Sauerampferblätter,

Schmand, Zucker, (Natron),

Puddingpulver,

Schlagsahne

Das Aroma ist unvergleichlich gut!

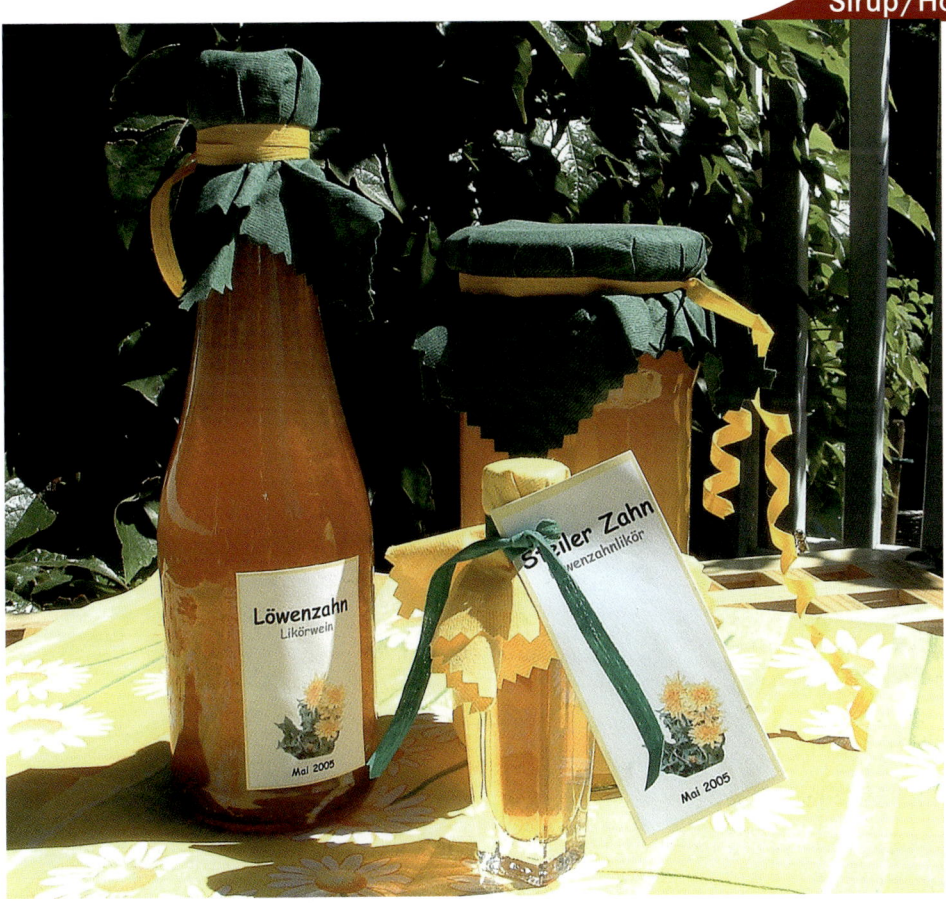

Löwenzahnsirup

6 Hände voll Löwenzahnblüten an einem sonnigen Tag sammeln, Käfer entfernen. Die Blüten mit kaltem Wasser (etwa 2 l) ansetzen, mindestens 2 Stunden ziehen lassen, dann unter Rühren aufkochen und ca. 15 Minuten köcheln lassen, abseihen und Blüten gut ausdrücken.

2 kg Zucker einrühren und so lange kochen lassen, bis eine sirupartige Konsistenz entsteht (Erstarr-Probe auf kaltem Teller machen).

Kurz vor dem Schluss wird der Saft von 1-2 Zitronen dazugegeben.

In Gläser oder weithalsige Fläschchen abfüllen.

Zutaten: 6 Hände voll Löwenzahnblüten, 2 kg Zucker, 2 l Wasser, 1-2 Zitronen

Soll der Sirup zum Süßen von Salaten u.a. Speisen genommen werden, kann man ihn etwas dünnflüssiger lassen, dann kristallisiert der Zucker nicht so leicht aus. Vom Frühstücksbrot läuft er so allerdings schnell herunter!

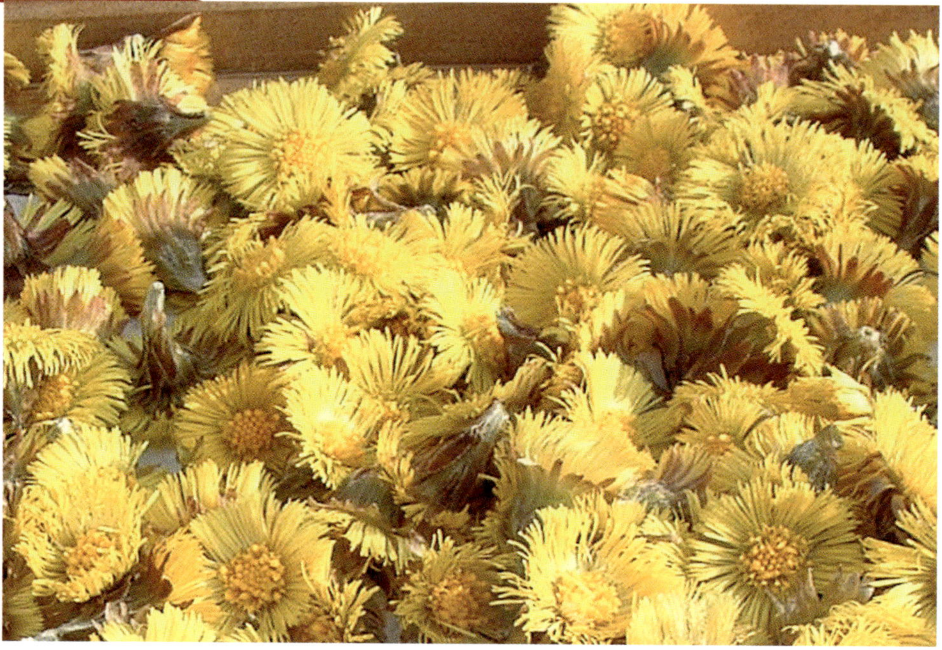

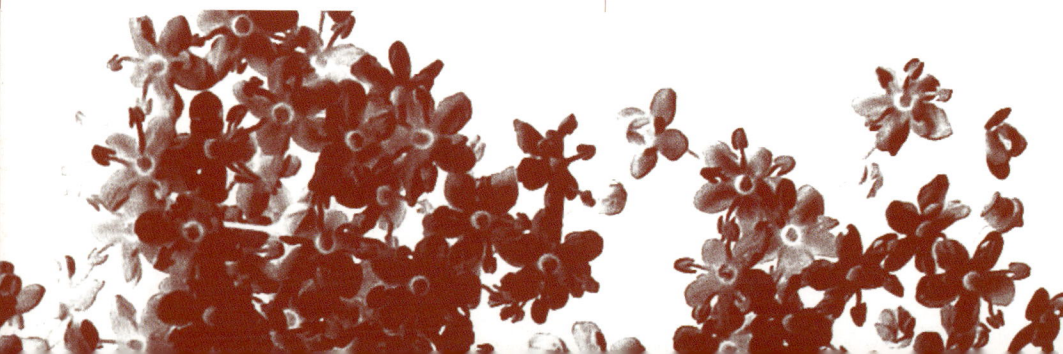

Huflattich-Blütenhonig

In ein größeres Schraubglas füllt man Huflattichblüten, drückt sie fest zusammen und übergießt sie mit flüssigem echten Honig.

Das gut verschlossene Glas steht etwa 2-3 Wochen auf einer sonnigen Fensterbank. Dann kann man die Blüten vom Honig abpressen.

Zutaten:

Huflattichblüten,

flüssiger echter

Bienenhonig

Sehr hilfreich bei der nächsten Erkältung!

Holunderblütensirup

In einen großen Topf mit 5 l Wasser werden so viele Holunderblüten gefüllt, dass sie vom Wasser gerade noch bedeckt sind. Die groben Stiele der Dolden sowie die Insekten werden vorher entfernt.

2 kg Zucker, 2 ungespritzte, gewaschene und in Scheiben geschnittene Zitronen sowie 1 Teelöffel voll Zitronen- oder Ascorbinsäure (=Vitamin C-Pulver) dazugeben und einen Tag lang stehen lassen.

Alles zusammen aufkochen, durch ein grobes Sieb und ein zweites Mal durch ein feines Sieb geben (oft noch Kleinstlebewesen enthaltend!).

Noch einmal kurz aufkochen und heiß in Flaschen füllen.

Zutaten:

Holunderblüten,

2 kg Zucker,

2 ungespritzte Zitronen,

Zitronen- oder Ascorbinsäure

Dieser Sirup ist die Grundlage für das Holunderblüten-Parfait (s.o.), aber auch geeignet zum Aromatisieren von anderen Süßspeisen sowie verdünnt mit Wasser als Kaltgetränk.

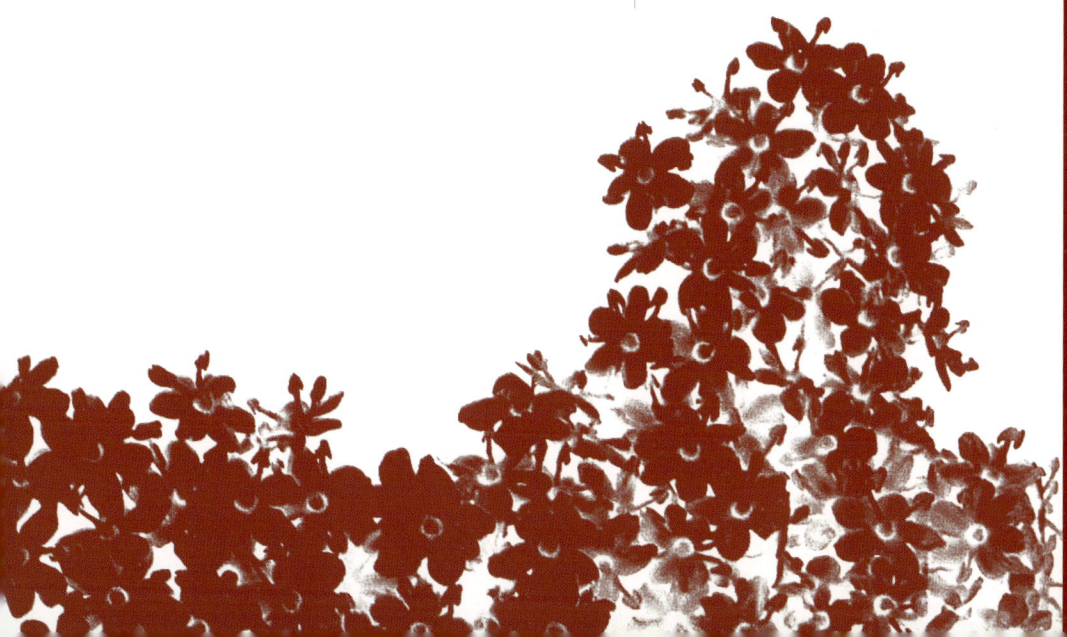

Fichtenspitzensirup

Dieses Rezept soll zusätzlich aufgenommen werden, da häufig danach gefragt wird.

1 Litermaß voll Maiwuchs von Fichten, Kiefern, Lärchen oder Tannen wird mit 1 l Wasser übergossen, aufgekocht und ca. 5 Minuten lang geköchelt.

Etwas abkühlen lassen und filtrieren.

1 : 1 Zucker dazugeben (ca. 750 g) und nochmals bei mittlerer Hitze etwa auf die Hälfte einkochen lassen und den Saft einer Zitrone zugeben.

In Gläser füllen und als Hustensirup verwenden!

Mit Gelierzucker lässt sich von dieser Ausgangssubstanz und 1 Zitrone ein Nadelbaumgelee herstellen.

Achtung:
Auf keinen Fall Eibe (Taxus baccata) verwenden!

Fichtennadelsirup, kalt

Ein Glas mit abwechselnden Schichten von Fichtentrieben, leicht gepresst, und Zucker füllen, - etwa halbe / halbe.

Das Gefäß auf die Fensterbank in die Sonne oder in die Nähe einer nicht zu heißen Heizung stellen.

Nach ca. 3 Wochen ist der Zucker vollständig aufgelöst. Er wird durch ein Tuch gefiltert und gut ausgepresst.

Zutaten:

1 Litermaß voll Maiwuchs von Fichten, Kiefern, Lärchen oder Tannen,

1 l Wasser,

1 kg Zucker,

1 Zitrone

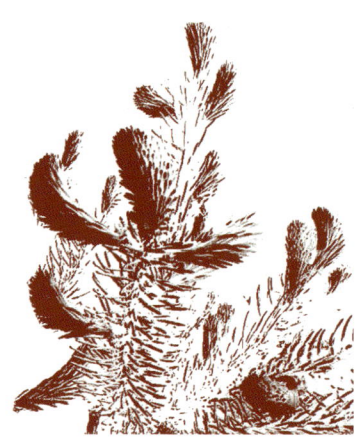

Zutaten:

Fichtentriebe,

Zucker

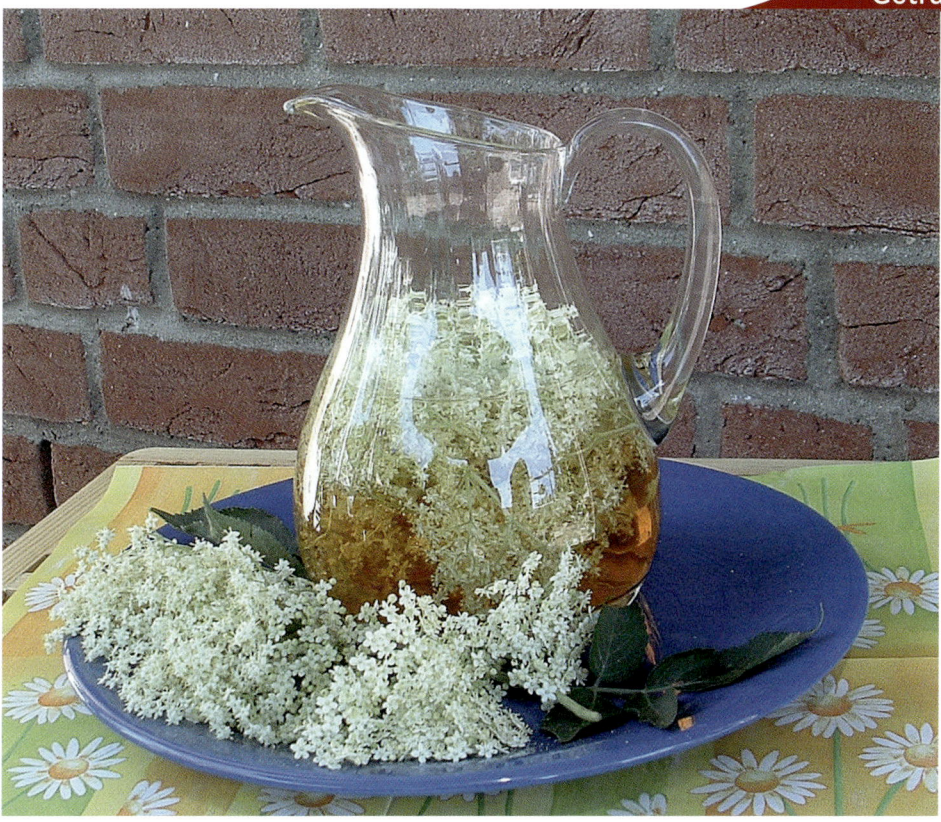

Holunderblüten-Kaltgetränk

Hierzu eignet sich nach Belieben verdünnter Holundersirup s.o.

Man kann die Holunderblüten auch in Apfelsaft kalt ansetzen, einige Stunden ziehen lassen und daraus das Natur-aromatisierte Getränk herstellen oder diesen Ansatz weiter mit Gelierzucker zu Holunderblüten-Apfel-Gelee verarbeiten.

Zutaten:

Holundersirup oder Holunderblüten,

Zucker

Apfelsaft

Holunderbeerpunsch

Holunderbeermost wird mit schwarzem Tee im Verhältnis 2: 1 gemischt, eine Zimtstange und Gewürznelken sowie eine ungespritzte Zitrone dazugegeben und bis zum Kochen erhitzt. Man lässt diesen Ansatz ca. 10 Minuten ziehen und süßt dann nach Geschmack mit Honig.

Ein gutes Hausmittel, um Erkältungen auszuschwitzen!

Zutaten:

Holunderbeermost,

schwarzer Tee,

1 Zimtstange,

Gewürznelken,

1 ungespritzte Zitrone,

Honig

Waldmeisterbowle

Ein Sträußchen Waldmeister kurz vor der Blüte sammeln und anwelken lassen.

In ein Bowlegefäß hängen und mit 1 Flasche Weißwein (z.B. Riesling) übergießen.

Etwa 2 Stunden ziehen lassen. Je nach gewünschter Süße ein wenig Zucker (1-2 Esslöffel) auflösen und dazugeben.

Mit dem Sekt auffüllen.

Zutaten:

Waldmeister,

1 Flasche Weißwein,

je nach Geschmack etwas Süße,

Sekt

Waldmeisterbowle, harmlose

Das angewelkte Waldmeistersträußchen lässt man einige Stunden in Apfelsaft ziehen und gibt dann etwas Zimt und Mineralwasser dazu.

Zutaten:

Waldmeister,

Apfelsaft,

Zimt,

Mineralwasser

Herzwein

2 Hände voll Weißdornblüten und zwei Hände voll Zitronenmelisseblätter werden in ein großes Glasgefäß gegeben und mit 1 Flasche Weißwein übergossen.

Nach einer Woche kann man abseihen und in eine Flasche füllen.

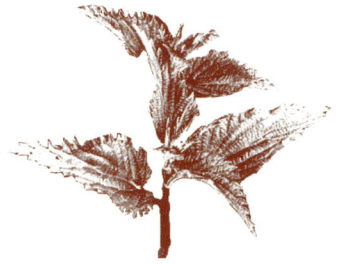

Zutaten:

Weißdornblüten,

Zitronenmelisseblätter,

1 Flasche Weiß- oder Rotwein

Dieser Wein hat herzstärkende Wirkung.

Analog kann man andere aromatische Kräuter mit Weiß- oder Rotwein ansetzen, einzeln oder in Kombination, je nach bevorzugter Geschmacksrichtung oder erwünschter Wirkung, z.B. Rosmarin, Wermut, Beifuß u.a.

Brennnesselsamen-Wein

Die Samen der großen Brennnessel im August/ September ernten, zerstoßen, in eine weithalsige Flasche geben und mit einer doppelten Volumenmenge Weißwein übergießen.

Drei Wochen lang ziehen lassen, täglich kräftig schütteln. Dann abseihen und je nach Geschmack mit Imkerhonig süßen, bis er sich auflöst.

Gut verschlossen und kühl aufbewahren!

Zutaten:

Brennnesselsamen,

Weißwein,

Honig

Täglich ein Likörglas voll kann als allgemeines Stärkungsmittel empfohlen werden.

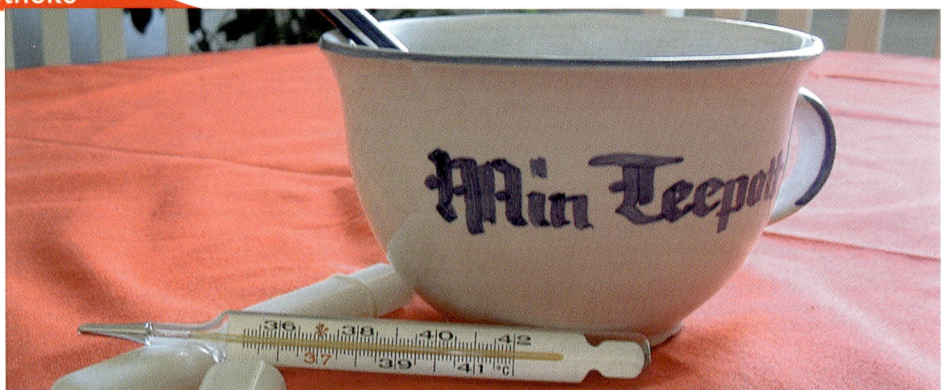

Wildpflanzen-Hausapotheke

Viele Wildpflanzen eignen sich hervorragend für die Hausapotheke. Nicht nur die bekannten Wildkräuter wie Kamille und Lindenblüten tragen zur Linderung zahlreicher Beschwerden bei, sondern es sind sehr viele wildwachsende Pflanzen in der Natur, die so manche in Pillenform genutzte Medizin ersetzen oder auch ergänzen kann.

Doch bei ernsten Erkrankungen sollte rechtzeitig eine Untersuchung und Behandlung durch einen Fachmann erfolgen. Befragen Sie also bitte im Zweifelsfall lieber einmal mehr als zu wenig einen Arzt, Apotheker oder Heilpraktiker.

Wenn Sie bei den nachstehenden Beschwerden die sanften Mittel der Natur einsetzen, handeln Sie eigenverantwortlich.

Wo es möglich und sinnvoll ist, werden die frisch gesammelten Wildpflanzen bevorzugt. Bei wiederholten Befindlichkeitsstörungen und für den Vorrat ist es ratsam, die benötigten Pflanzen in getrockneter Form greifbar zu haben.

Die nachfolgende Tabelle beschränkt sich wiederum fast nur auf wildwachsende Pflanzen, die uns in freier Natur zur Verfügung stehen. Nur in Ausnahmefällen bzw. wo es der Autorin unverzichtbar erschien, wurde auf zusätzliche einfache naturheilkundliche Mittel und Maßnahmen hingewiesen (in Klammern).

Abführend
Löwenzahn
Gänseblümchen
Schlehdornblüten
Vogelmiere
Wegwartenwurzel
frische Beeren, Salate
(Leinsamen, dazu viel trinken)

Appetitanregend
Schafgarbe
Hopfen
Wermut

Beruhigend/ ausgleichend
Hopfen
Johanniskraut
Lindenblüten
Melisse
Schafgarbe
Taubnessel
Waldmeister
Weißdorn

Blutdruck-ausgleichend
Weißdorn
Schafgarbe
Hirtentäschelkraut
Birke
Brennnessel

Blutreinigend
Brennnessel
Huflattich
Klettenwurzeln
Löwenzahn
Quecke
Schafgarbe
Schlehdornblüten
Stiefmütterchen

Durchfall
Gänsefingerkraut
Heidelbeeren, getrocknet
Brom-, Him-, Erdbeerblätter
Kleeblüten
Nelkenwurz
(Blutwurz/ Tormentille)

Erkältung/ Vorbeugung
Holunder
Kamille
Linde
Malve
Spitzwegerich
Wasserhanf
Hagebutten

Fieber
Schwitzen zur Genesung erwünscht:
Holunder
Linde
Mädesüß
Weidenrinde
zu stark:
(Wadenwickel)
(Salbei)

Gallenblasenbeschwerden
Löwenzahn
Schöllkraut (Vorsicht!)
Wermut
Gicht
Giersch
Beinwell

Hämorrhoiden
Eichenrinde
Schafgarbe
Scharbockskraut
(Hamamelis)

Harntreibend
Birke
Brennnessel
Löwenzahn
Quecke
Schachtelhalm

Hautbehandlung, äußerlich
Eichenrinde
Gänseblümchen
Huflattich
Kamille
Schafgarbe
Spitzwegerich
Stiefmütterchen
Taubnessel
Vogelmiere
(Ringelblume)

Herzstärkung
Weißdorn
Linde
(Melisse)

Husten
Fichtensirup
Huflattich
Malven
Spitzwegerich
Linde

Insektenstiche
Johanniskraut
Schafgarbe
Spitzwegerich

Juckreizmildernd
Johanniskraut
Spitzwegerich
Vogelmiere
(Aloe-Gel)

Kalte Gliedmaßen
Beifuß
Wermut
(Scharfe, bittere Kräuter,
Ingwer, Chilipfeffer)

Kopfschmerzen
Mädesüß
Weidenrinde
Johanniskraut
Minzöl (äusserl.)

Leberstärkung
Löwenzahn
Bocksbart, Wiesen-
Wegwarte
(Mariendistel)

Magen-Darm-Beschwerden
Gänsefingerkraut (Krampf)
Hopfen
Kamille
Löwenzahn
Malve
Minze
Nelkenwurz
Schafgarbe
Wermut
(Salbei
Leinsamen)

Menstruationsstörungen
zu starke Blutungen:
Hirtentäschel
Gänsefingerkraut (Krampf)
Schafgarbe
Johanniskraut
schwache Blutung/ Stockung:
Schafgarbe
Beifuß
Wermut, Mädesüß

Nerven s. beruhigend

Nieren
Birke
Brennnessel
Löwenzahn
Mädesüß
Quecke
Schachtelhalm

Pilzinfektion der Haut
Beinwell (Wurzelbrei-Umschlag)
(Teebaumöl)
(Knoblauch)
(Ringelblume)

Rheuma
Birke
Brennnesseln
Johanniskraut
Mädesüß
Schachtelhalm
Weidenrinde
Beinwellwurzel, äusserl.

Schlafstörung s. beruhigend

Schleimhautentzündung/ Mund
(Salbei)
Gänsefingerkraut
Kamille
Malve
Spitzwegerich
Brom-, Him-, Erdbeerblätter
Eichenrinde

Schweißbildung, zu starke
Eichenrinde
(Salbei)

Sonnenbrand
(Aloe-Gel)
Taubnesselblüten
Johanniskrautöl (weitere Sonne meiden!)

Übererregbarkeit, sexuelle,
bei Männern
Hopfen

Verstopfung s. abführend

Warzen
Schöllkrautsaft äusserl.
(Thuja-Tinktur)
(Nacktschnecken bei Fußsohlen)

Wechseljahresbeschwerden
Rotklee
Hopfen
Johanniskraut
(Salbei)

Wundheilung / Verletzung
Schafgarbe
Spitzwegerich
Beinwell (nicht in offene Wunden)
(Arnika, nicht in offene Wunden)
(Ringelblume)
(Hamamelis)

Zahnungsbeschwerden
Malvenwurzeln

Register der botanischen Pflanzennamen

Register der deutschen Pflanzennamen

Quellenangaben und Literaturhinweise

AICHELE, Dietmar; Marianne GOLTE-BECHTLE: Was blüht denn da? Franck-Kosmos, Stuttgart, 56.Aufl.(1997)

BICKEL, Gabriele: Mein Kräuterhexenwissen. Franck-Kosmos, Stuttgart (1997)
BÖRNGEN, Siegfried: Pflanzen helfen heilen. Volk und Gesundheit, Berlin (1988)

CHEVALIER, Andrew: Die BLV Enzyklopädie der Heilpflanzen. BVL Verlagsgesellschaft, München (1998)
COUPLAN, Francois: Wildpflanzen für die Küche. AT Verlag, Aarau, Schweiz, 2.Aufl.(1998)

FISCHER-RIZZI, Susanne: Blätter von Bäumen. Irisiana. Hugendubel, München (1980)
FISCHER-RIZZI, Susanne: Medizin der Erde. Irisiana. Hugendubel, München (1984)
FITTER, Richard; Alastair Fitter; Marjorie BLAMEY: Pareys Blumenbuch. Wildblühende -Pflanzen Deutschlands und Westeuropas. Parey, Hamburg (1986)

HAEUPLER, Henning; Thomas MUER: Bildatlas der Farn- und Blütenpflanzen Deutschlands. Ulmer, Stuttgart (2000)
HAMMERLE, Beatrix: Früchte der Natur. Wildgemüse mit Rezepten. Pinguin, Innsbruck (1996)

KLEMME, Brigitte; Dirk HOLTERMANN: Un-Kräuter zum Genießen. Noch mehr Delikatessen am Wegesrand. Hrsg. Wilfried BOMMERT. Rau, Düsseldorf (1996)

MADAUS, Gerhard: Lehrbuch der biologischen Heilmittel. Mediamed, Ravensburg Bd. 1-12 (1987), Nachdruck der Ausgabe Leipzig, 1938.

ROTHMALER, Rita: Phytotherapie. Sonntag, Stuttgart (1994)

SAUERHOFF, Friedhelm: Etymologisches Wörterbuch der Pflanzennamen. Wissenschaftliche Verlagsgesellschaft, Stuttgart (2003)
SCHILCHER, Heinz; Susanne KAMMERER: Leitfaden Phytotherapie. Urban & Fischer, München.Jena 2.Aufl. (2003)
SCHÖNFELDER, Peter und Ingrid: Der Kosmos-Heilpflanzenführer. Franck-Kosmos. 6.Auflage (1995)

TREBEN, Maria: Gesundheit aus der Apotheke Gottes. Ennsthaler, Steyr, Österreich 78. Aufl. (1997)

WAGGERL, Karl Heinrich: Heiteres Herbarium. Otto Müller, Salzburg (1950)
Weitere Verse im Buch: Ursula Schönfeld, Weberin

Danksagung
Wir danken allen, die durch Interesse und Ratschläge unsere Arbeit unterstützten, insbesondere unseren Familien, welche die intensiveren Arbeitsphasen an diesem Buch verständnisvoll begleiteten.Des weiteren danken wir dem Demmler Verlag für die gute Zusammenarbeit, sowie unserem Zahnarzt Detlef Mey, durch den wir uns vor zehn Jahren kennen lernten.
Ursula Schönfeld und Petra Neugebauer

Zu den Autorinnen

Ursula Schönfeld

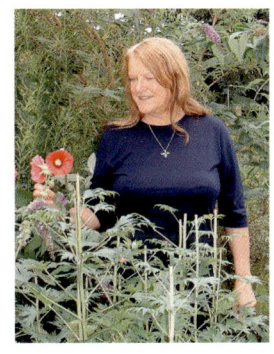

Geboren 1945 bei Danzig. Biologie-Diplom an der Universität Rostock. Ehemann Physiker, drei Töchter. 25 Jahre lang wissenschaftliche Mitarbeiterin im Gesundheitswesen / Berlin, zuletzt am Robert Koch-Institut. Theologie-Fernstudium, Heilpraktiker-Ausbildung in Berlin.
1995 Rückkehr ins elterliche Haus, die alte Dorfschule in Weberin unweit von Schwerin. Hier Eröffnung der Naturheilpraxis mit umfangreichem Therapieangebot (Akupunktur, Homöopathie, Pflanzenheilkunde, sowie Massagen u.a.). Wildkräuterwanderungen mit Verkos-
tungen finden regen Zuspruch: „So hat das experimentierfreudige heimische Original mit fundiertem Wissen über die vergessenen Kräfte der Natur und vieles, was den Menschen gut tut, schon manch einen auf den Geschmack gebracht." (Schweriner Volkszeitung, Mai 2005)

Petra Neugebauer

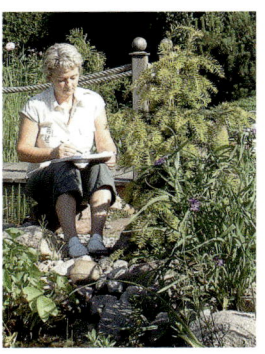

1958 in Potsdam geboren erlernte sie den Beruf eines Bauzeichners. Sie ist verheiratet und hat zwei erwachsene Kinder.
Nun wohnt sie seit fast 30 Jahren in Mecklenburg-Vorpommern in wunderschöner Natur. Beruflich verrichtet sie eine verantwortungsvolle Tätigkeit im Büro einer großen Gesundheitskasse.
Als Ausgleich betrachtet sie ihre Hobbys „Malen und Fotografieren" und qualifizierte sich hierin in mehreren Spezialkursen.
1995 lernte sie die Heilpraktikerin Ursula Schönfeld kennen, deren Kräuterwanderungen sie begeisterten. So reifte die Idee zu einem gemeinsamen Projekt „Wildkräuterbuch", zu dem sie mit viel Liebe und kritischem Blick die fotografischen Aufnahmen beitrug.

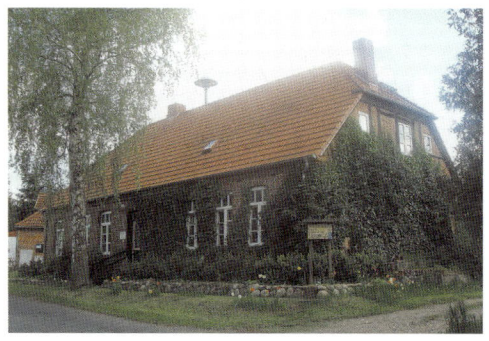

Naturheilpraxis
Weberin seit 1995

Dipl.-Biologin Ursula Schönfeld
Heilpraktikerin

19412 Weberin
Tel.: 038 63 / 55 53 01

Die Naturheilpraxis liegt östlich vom Schweriner See, zwischen Crivitz und Brüel, in schöner Umgebung im Naturpark Sternberger Seenland.

Bei welchen Krankheiten hilft eine naturheilkundliche Behandlung?

Grundsätzlich sind viele Krankheiten durch natürliche Methoden zu behandeln: Alles was nur *gestört* und nicht *zerstört* ist.

Gute Erfolge können erzielt werden u.a. bei Allergien, Bronchitis, Nebenhöhlenentzündungen, div. Hauterkrankungen, Neuralgien, Kopfschmerzen, Tinnitus, Rheuma, Erkrankungen des Magen-Darm-Traktes, sog. „vegetativen Beschwerden", leichten und mittleren Depressionen und Ängsten, Verhaltensauffälligkeiten.

Gerne wird die wirksame Hilfe angenommen zur
- Appetitszügelung
- Raucherentwöhnung

Eine Spezialausbildung zur Behandlung verschiedener degenerativer Augenerkrankungen habe ich bei dem dänischen Prof. Dr. John Boel absolviert.

Meine Methoden:

Pflanzenheilkunde, Akupunktur /Akupressur, Homöopathie, Reflexzonentherapien, Bach-Blüten-Therapie, Entspannungsbehandlungen, Schröpfkopfbehandlung u.a.

Weitere Angebote:

- Wildkräuterwanderungen, auch mit Verkostung
- Kurse und Vorträge, auch im Rahmen der Volkshochschule
- Gesprächsbereitschaft zu Glaubens- und Existenzfragen
- Geschenkurkunden für Behandlungen
- Hausbesuche auf Wunsch

Ich freue mich auf Ihren Besuch!

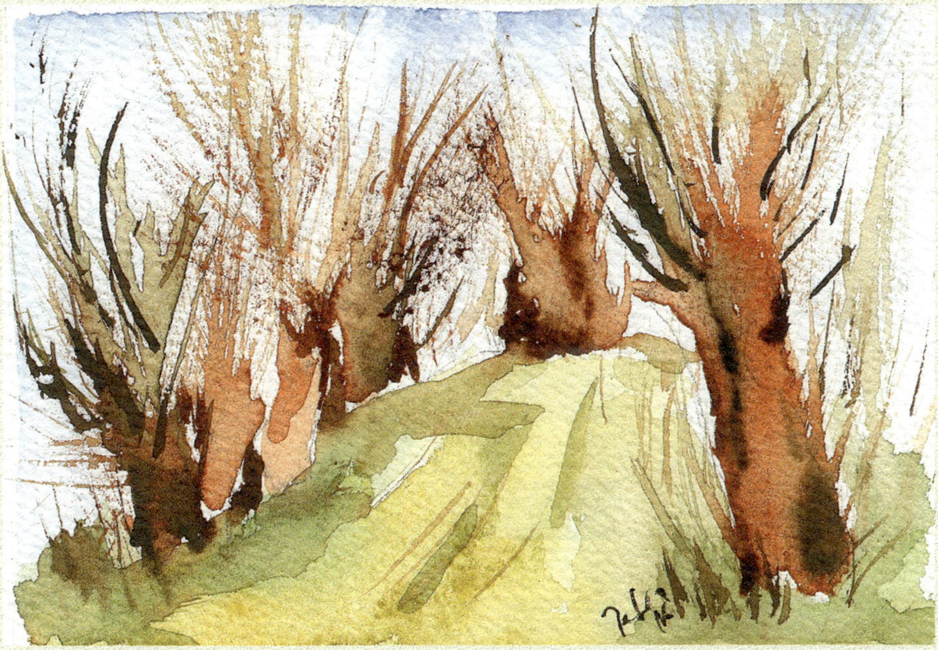

Weiden im Herbst

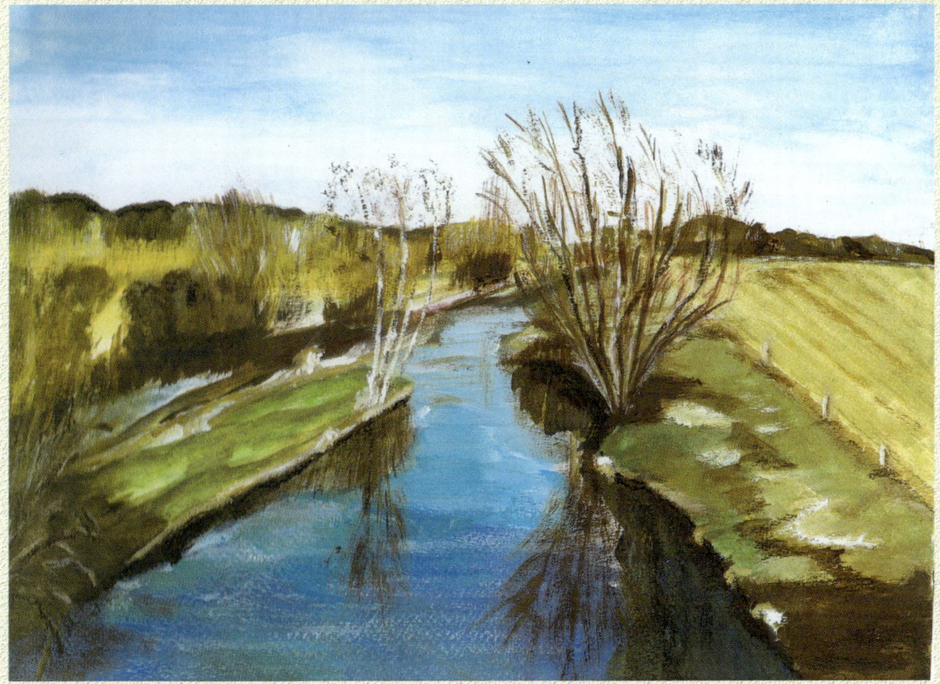

Moorlandschaft

Malerei und Grafik
Petra Neugebauer, Demen

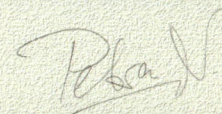

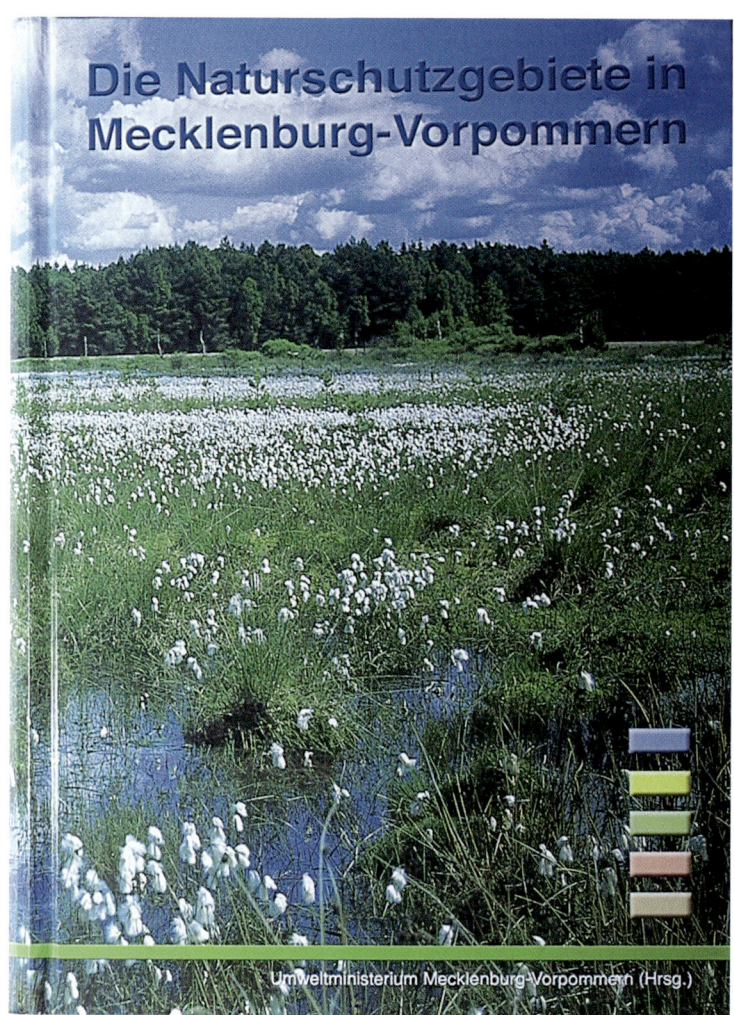

Die Naturschutzgebiete in
Mecklenburg-Vorpommern

730 Seiten, 350 Abb., 272 Farbfotos, 276 Übersichtskarten
Hardcover, € 39.00
ISBN 3-910150-52-7

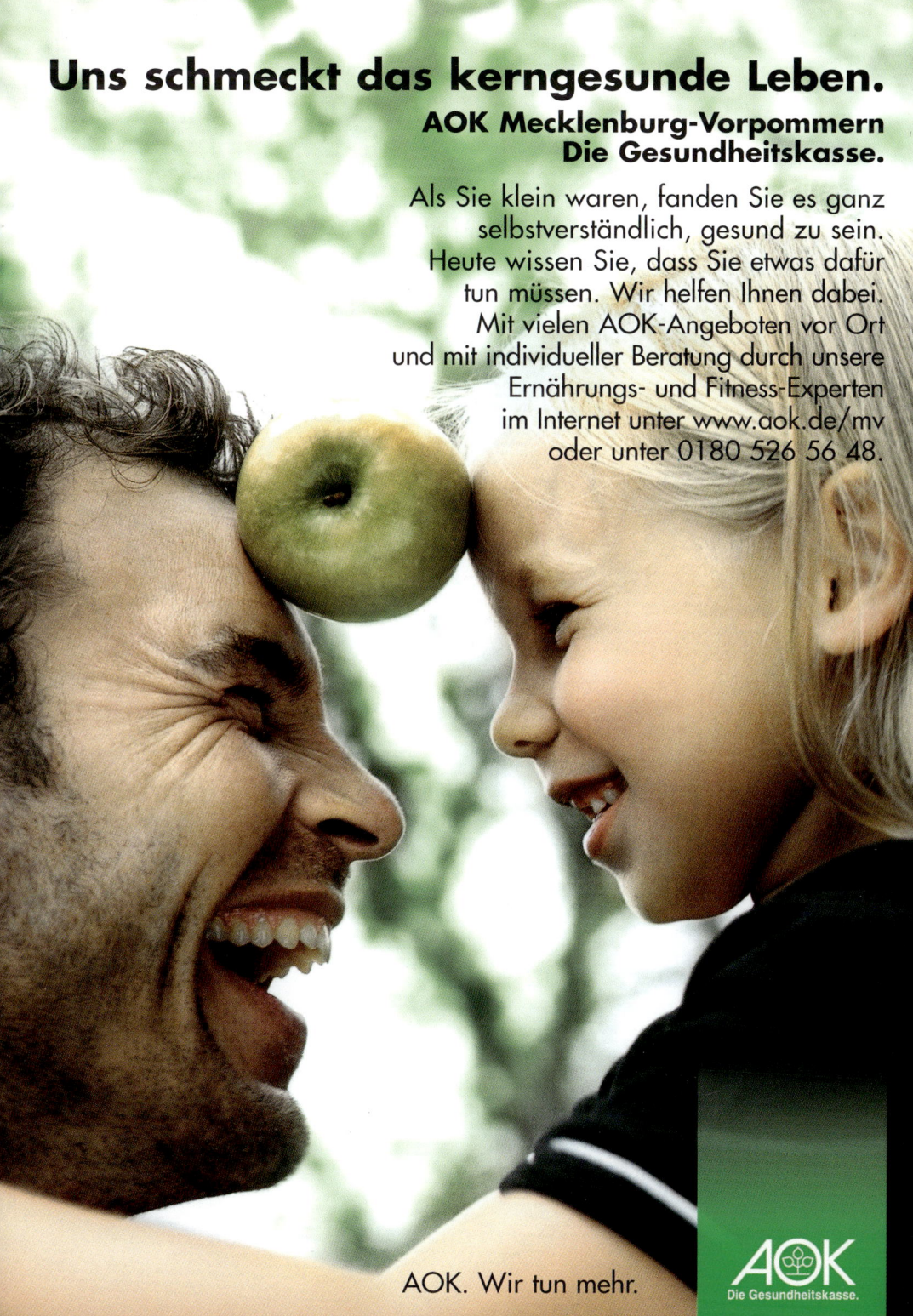

Uns schmeckt das kerngesunde Leben.

**AOK Mecklenburg-Vorpommern
Die Gesundheitskasse.**

Als Sie klein waren, fanden Sie es ganz
selbstverständlich, gesund zu sein.
Heute wissen Sie, dass Sie etwas dafür
tun müssen. Wir helfen Ihnen dabei.
Mit vielen AOK-Angeboten vor Ort
und mit individueller Beratung durch unsere
Ernährungs- und Fitness-Experten
im Internet unter www.aok.de/mv
oder unter 0180 526 56 48.

AOK. Wir tun mehr.

AOK
Die Gesundheitskasse.

DEMMLER VERLAG

Manfred Kutscher

Flora & Fauna

an der Ostseeküste
von Mecklenburg-Vorpommern

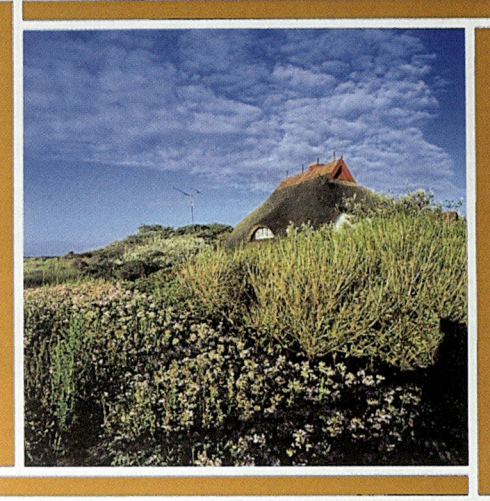

Manfred Kutscher
Flora & Fauna
an der Ostseeküste von Mecklenburg-Vorpommern
216 S., 373 Farbfotos
Broschur, €14,90
ISBN 3-910150-18-7